宁波华美医院百年档案

（卷四）

中国科学院大学宁波华美医院（宁波市第二医院）主持

蔡　挺　郑建军　王波定　主编

王兰平　吴　华　张巧穗　编著

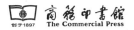

商务印书馆
创于1897　The Commercial Press

图书在版编目（CIP）数据

宁波华美医院百年档案. 卷四 / 王兰平等编著. —
北京 : 商务印书馆, 2022
ISBN 978－7－100－21775－0

Ⅰ.①宁…　Ⅱ.①王…　Ⅲ.①医院 — 历史 — 宁
波　Ⅳ.①R199.2

中国版本图书馆 CIP 数据核字（2022）第186020号

浙江省社科规划课题研究成果

宁波华美医院百年档案（卷四）

蔡　挺　郑建军　王波定　主编
王兰平　吴　华　张巧穗　编著

商 务 印 书 馆 出 版
（北京王府井大街36号　邮政编码 100710）
商 务 印 书 馆 发 行
山西人民印刷有限责任公司印刷
ISBN　978－7－100－21775－0

2022年12月第1版　　　　开本 889×1194　1/16
2022年12月第1次印刷　　印张 18¼

定价：115.00元

编撰委员会

主　　编：蔡　挺　郑建军　王波定
执行总编撰：王兰平
编　　委：吴　为　严美娟　邵存龙　茅月存
　　　　　陈亚敏　钱序延　袁　征　吴　华
　　　　　陆　萍　张巧穗

编著者简介

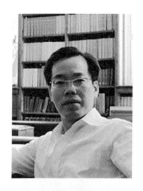

　　王兰平，男，1978 年生，历史学博士，历史学博士后，应用经济学博士后，清华大学客座研究员，浙江省首批"之江青年社科学者"，主持完成国家社科基金项目、中国博士后基金一等资助项目、浙江省社科规划重点项目、浙江省高校重大人文社科项目等，参与研究国家社科基金重大招标项目、上海市社科规划重大项目等，已于境内外发表中英文学术论文 40 余篇，出版学术论著 10 部。

　　作者 E–Mail：wanglanp@163.com

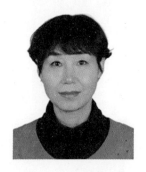

　　吴华，女，1960 年生，南京军区军医学校毕业，副研究馆员，中国科学院大学宁波华美医院（宁波市第二医院）档案管理科科长，主管护师，国家三级心理咨询师，参与研究浙江省社科规划项目，发表学术论文多篇，出版学术论著 4 部。

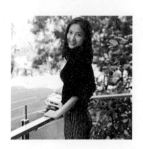

　　张巧穗，女，1991 年生，上海大学历史系博士研究生，澳大利亚昆士兰大学高级翻译硕士，澳大利亚翻译局（NAATI）认证高级翻译（Level 3），参与研究浙江省社科规划重点项目，已于境内外发表中英文学术论文多篇，出版学术论著 4 部。

序 一

韩启德

（著名病理生理学家、中国科学院院士）

西方医学在中国从落地生根到如今的蓬勃发展，仅有百余年的历史。明末清初，欧洲教会陆续派遣传教士来华，他们大多采取迂回策略，以文化活动为外衣行传教之实。19世纪中后期，随着通商口岸的开放，来华传教士数量大增。当时西方医学已有较大发展，解剖学、生理学、病理学等日臻成熟，科学与技术的结合也使得医学实践在诊断、治疗等方面有了长足进步。而彼时的中国积贫积弱，缺医少药情况严重，医疗卫生条件差。在此背景下，"借医传教"成为首选，大批传教士来华开办诊所，西方医学传入中国，开始变得活跃，中西医学的碰撞、交流与融合也由此拉开序幕。

对于近代以来传教士在华的医疗活动，学界的评价比较一致：其根本目的是推广宗教，发展外国教会在华势力；但在客观上将西方现代医学和科学文化带到中国，产生的积极影响是不可否认的；传教士中优秀者的敬业献身精神和慈善情怀也给人留下深刻印象。最初，传教士行医以个人诊所为据，规模较小，除了布药外，主要行一些简单的外科手术。此举卓有成效，赢得了中国人对传教士的好感，也使中国人对西医技术与西药有了初步认识。教会和一些有识之士都看到了发展医疗事业的价值，于是在教会支持和地方士绅的资助下，19世纪末期，中国出现了一些规模较大的西医院。中国传统医学的特点是望闻问切综观全身、查验诊治一人包揽，游方郎中携一药箱便可四方施治；而西医分科繁细，医护各有其职，中国现代医院制度的雏形即随西医院的建立而慢慢发展起来。此外，在专门的医学院校出现之前，医院自行培养了一批西医人才和护工，为早期医学教育做出了一定贡献。

华美医院（现宁波市第二医院）是宁波的第一所西医院，在医治病患、培训医护、防治疫病、健康宣教等方面做出了很多贡献，对宁波乃至江浙地区医疗事业的发展有较大影响。

值得一提的是，华美医院虽为传教士初创，但在发展变迁中，中国人的积极参与是至关重要的，这点从医院数次易名的历史中也可见一斑。1843年，美国浸礼会传教士玛高温（Daniel J. Macgowan）初至宁波所开办的诊所，是在当地一名商人帮助租用的几间屋子里办起来的，称"浸礼老医局"。后传教士白保罗（Stephen P. Barchet）接管，将诊所迁址到宁波北城门外的姚江边，增设男病房，规模略有扩大。1880年，在当地士绅的捐助下又增设了女病房，才正式更名为"大美浸礼会医院"。1889年，传教士兰雅谷（J. S. Grant）接任院长，为支持医院发展，他将自己先前任浙江海关关医的俸禄悉数捐出，宁波地方人士也纷纷捐款支持医院建设，由此将院名更为"华美医院"，寓中美合作之意。而1926年开始兴建、至今仍在使用的华美医院住院大楼更为贴合地呼应了"华美"的院名。为筹建大楼，华人医生任莘耕与时任院长兰雅谷一起奔走呼吁，获得了宁波当地人的踊跃捐助；后捐款范围扩大到杭州、南京、天津、北京等地，当时的不少富商政要纷纷施以援手，来自国内社会各界的捐款承担了超过半数的建楼费用。可以说，在华美医院的每个发展阶段，都有当地人士的重要贡献，他们是华美医院的主要建设者。

华美医院是近代以来最早兴建的西医院之一，历经百余年沧桑传承至今，见证了中国近现代医学发展的轨迹。医院档案留存相对完整，实为难得。现在，宁波市第二医院的领导和专家对华美医院的档案资料进行整理，出版系列丛书，是对医院百余年发展历程的回顾总结，更重要的是为医学史、文化交流史、近代社会史等方面的研究提供了真实的原始材料，相信会对相关研究有所裨益，是一件很有意义的事情。

是为序。

2018 年 9 月 26 日

序 二

张大庆

（北京大学医学部教授）

1991 年，我参与《中国医学通史》的编纂，承担近代西医传入部分的撰写，在阅读文献时，关于华美医院的一则史料给我留下深刻印象。《中国丛报》（*Chinese Repository*, V.18, 1849）上报道了"浸礼医局"的传教士医生玛高温（Dr. D. J. Macgowan）在月湖书院给当地的医生和学生讲授解剖学。这是中国最早的西医解剖学课程的记载。玛高温在教学中采用了人体解剖模型、一副人体骨骼以及一些挂图，引起听众的极大兴趣。在教学过程中，玛高温认为用中文来教授西医知识效果更好，但中文里缺乏许多西医解剖学词汇的对应词汇，他提出创造一些容易为当地有文化的人所能理解的名词是非常必要的，因此，玛高温也是最早关注医学名词翻译的人。

2014 年，为研究著名公共卫生学家兰安生（John Black Grant, 1890—1962），我带研究生专程前往华美医院查阅相关历史档案，得到了吴华老师的热情接待。1930 年落成的华美医院大楼为中西合璧的建筑风格，坐北朝南，呈"冂"字形，拱形大门用条石砌筑，屋顶为中国传统的歇山式，庄重大气，大堂内方格藻井、柱头所嵌三块雀替均饰卷草纹，具西洋风格。参观了医院大楼后，吴华老师带我们来到档案室查看相关的档案资料。虽然历经一百多年的风云变幻、社会变迁以及人事变更，华美医院的历史档案仍保存得相当完整，从年度医院报告到收支账册，从购买房屋的地契到慈善募捐的名册，从住院大楼设计的图纸到记载医院发展历程的珍贵照片。这些档案文献不仅是华美医院跨越三个世纪的历史见证，也为研究近代中国医学史和近代中国社会史提供了丰富的原始资料，弥足珍贵，具有重要的学术价值。

兰安生是近代历史上著名的公共卫生学家。兰安生的父亲兰雅谷（James Skiffington Grant, 1861—1927）于 1889 年接任因病离职的白保罗（Stephen Paul Barchet, 1843—1909），出任大美浸礼会医院院长。1890年 8 月 31 日，兰雅谷夫妇喜得贵子，取名为路易斯·麦伯里（Louis Milbery），后来兰雅谷为怀念自己早夭的兄弟，将儿子的名字改为 John Black Grant，即兰安生。兰安生在宁波度过他愉快的童年，8 岁时被送到芝罘的英文学校念书，18 岁入加拿大阿卡迪亚大学学习。1913 年，兰安生进入密歇根大学医学院，毕业后，于 1918 年进入洛克菲勒基金会国际卫生部，1920 年入约翰霍普金斯大学公共卫生学院攻读公共卫生硕士。兰安生因出生于中国，对中国有着特殊的情感，1921 年被洛克菲勒基金会任命为北京协和医学院病理学系副教授，兼任国际卫生部驻远东代表，担负开展公共卫生研究、开始公共卫生课程以及建立公共卫生系的任务。兰安生为中国近代公共卫生事业的发展做出了许多开创性的工作，如在北京建立了以第一卫生事务所为依托的城市社区医疗卫生服务，在河北定县建立了中国最早的农村基层医疗卫生体系等，他还将中国的经验推广到印度、波多黎各等国，为国际公共卫生和初级卫生保健学界所推崇。

兰雅谷从 1889 年至 1927 年执掌医院工作长达 38 年。任职期间，他殚精竭虑，始终如一，将毕生精力献给了医院的发展和为病人服务的事业上，赢得了当地民众的尊敬与爱戴。如《兰雅谷先生六秩大寿来华卅周纪念会劝集医院经费启》一文所云："先生精于医学，植品端方，居心慈善。

三十年前来华，即任北门外华美医院院长，专以救世活人为急。约计自任事迄今，经其医治者不下数十万人，无不尽心竭力。"华美医院之名也来自医院大楼为兰雅谷及宁波地方人士共同捐资兴建，以示美与华合作之好。因此，华美医院在中国近代医学史上具有特殊的地位与贡献。

华美医院是国内少数几所档案资料较完整的近代教会医院之一。医院现在将这些档案整理出来，陆续公开发表，不仅对研究近代医院的发展，研究疾病与社会的互动，研究当时的社会经济与人群健康状况等都具有重要的学术价值，也可为近代制度史、经济史、社会史研究提供重要的参考。

2018 年 9 月 11 日

说　明

　　一、宁波华美医院是近代宁波及浙江首家西医院，也是第一次鸦片战争后外国人在华建立的第一家西医院，是中国历史最悠久的西医院之一。医院源于 1843 年 11 月 1 日抵甬之美国浸礼会传教士玛高温（Daniel Jerome Macgowan，1815—1893）医生所开设之西医诊所，1951 年 10 月 13 日由中国人民解放军华东军区宁波市军事管制委员会接办，1952 年 4 月 2 日更名为宁波市华美医院，1954 年 10 月 16 日更名为宁波市第二医院，2018 年 11 月 8 日更名为中国科学院大学宁波华美医院（宁波市第二医院）。医院跨越了 3 个世纪，迄今有已近 179 年的历史，可谓历经沧桑。20 世纪上半期，华美医院是宁波乃至浙江省医技水平高、诊疗设备先进，且颇具规模和影响力之西医院；现在更是集医疗、教学、科研、预防、保健于一体，在浙东地区具有重要影响力之现代化三级甲等综合性医院。故而，宁波华美医院是西医院早期在华发展的见证和缩影，在中国西医发展史上具有重要的地位。

　　二、宁波华美医院档案主要集中收藏于宁波市档案馆、中国科学院大学宁波华美医院（宁波市第二医院）档案室，此外还散见于美国浸礼会历史协会（America Baptist Historical Society）、绍兴市柯桥区档案馆、北京协和医学院档案中心、境内外期刊报纸、私人收藏及相关论著等。目前所知，宁波华美医院是国内少数几所档案资料较完整的近代教会医院之一。上述这些档案既是院史，也是近代中国医疗卫生史、近代中国社会史、近代中西关系史等研究之原始史料，弥足珍贵，具有重要价值。可惜目前绝大多数档案仍束之高阁，有些迄今尚未公布，亦未经系统整理和研究，利用不便，不利于充分发挥其价值。鉴于此，我们决定对华美医院百年档案进行系统整理和出版。

三、本书题作《宁波华美医院百年档案》，指的是目前所了解反映从1843年11月1日玛高温抵甬至1951年10月13日宁波市军事管制委员会接办之前这一段时期，华美医院各方面情况的有关图文档案。

四、本书按原始档案形成时间先后为序编撰，此处所言时间，指档案如有明确原始书写或印制时间者，以此系年；如原始书写时间或印制时间和期刊报纸刊载档案时间并存者，取前者；如无任何明确时间，则根据档案内容和相关史实推测系年。时间如没有具体到月的档案，置于同一年之后；如没有具体到日的档案，则置于同一年同一月之后。

五、中文档案释文，依据档案原件或影印件使用通行简体字释录，并加现代标点；非中文档案释文，亦依据档案原件或影印件使用原文字释录，视情况附中文译文，以供参考。

六、本书所辑释之有关契约文书，绝大多数系首次公布，为便于进一步研究，契约文书释文前附有契约文书照片影印件，照片原件现保存于中国科学院大学宁波华美医院档案室，而文书原件藏于何处则尚不清楚。较之契约文书原件，现见其照片原件尺寸或有较大比例缩小，需借助放大镜才可释读，甚至有些文字、印记几不可释。

七、档案的拟题以向读者提供尽量多的学术信息为原则，凡原题符合以上原则者，即行采用，不符合者则重新拟题，全书尽可能统一。

八、凡档案所见文字文义可通者，均以其原件或影印件为准，若其文字有误，则保留原文，于错误文字后用（ ）注出正确文字；若其有脱文，则据他本或上下文义补足，将所补之字置于〔　〕内；改、补理由均见校记。

九、因档案残缺造成缺字者，用□表示，不能确知缺几字者，上缺用▭表示，中缺用▭表示，下缺用▭表示，一般占三格。

一〇、凡缺字者可据他本或上下文义补足，将所补之字置于□内，并于校记中说明理由；档案原文残损，但据残笔画或上下文可推知某字者，径补；无法拟补者，从缺字例；字迹清晰但不识者，于该字之后注（?），以示存疑；字迹模糊无法辨识者，亦用□表示。

一一、档案原书写者未写完或未写全者，用"（以上原缺文）"或"（以下原缺文）"表示。

一二、档案所见俗体、异体字，凡可确定者，一律改作通行简体字。

一三、档案所见笔误和笔画增减，径行改正。

一四、档案所见同音假借字照录，但用（　）于该字之后注出本字。

一五、档案所见倒字符号者，径改；有废字符号者，不录；有重叠符号者，直接补足重叠文字，均不出校。有涂改、修改符号者，只录修改后之文字；无法确定哪几个字是修改后应保留者，两存之。有涂改符号者，能确定为作废者，不录；不能确定已涂抹之文字，则照录。原书于行外之补字，径行补入行内；无法确定补于何处者，编著者拟补，并出校记。

一六、档案所见衍文，均保留原状，但于校记之中注明，一般说明理由。

一七、档案所见其他注文和印记，一般亦予以说明，其中印记以"（印）"起头并附印文。

一八、本书所辑释之部分契约文书与美国浸礼会有关，似与宁波华美医院无直接关系，不过浸礼会在甬建立华美医院主要目的是为了服务于传教，医院是浸礼会在甬传教事业之重要组成部分，故而此部分契约文书似与医院亦存在某种联系，也很难将其与医院档案割裂开来，因此本书亦将其视作医院档案之一部分予以收录。

一九、为行文简洁，体例尽可能统一，本书所引用或参考之论著，首次一般注明编著者、书名、出版地、出版社、出版年份和页码，以后引用同一论著一般只注明著者、书名和页码。所涉及外国人名、机构名等，一般首次均写明中文译名和原名，以后出现仅写中文译名。

二〇、因目前条件制约，先行整理并出版医院中文档案，之后再推行到英文档案。

目录

1947 年

宁波华美高级护士职业学校招生（1947.1.20）

报名日期：一月十九日至二月二日。

考试日期：二月三日。

地点：华美医院内。

资格：初中毕业（女性）。

科目：国文、英文、数学、体格检查、口试。简章备索。

【说明】上述招生通知刊载于《宁波日报》1947 年 1 月 20 日。

宁波华美医院收入传票（伍春源）

36 年 3 月 17 日 　　　　　　　　　　　　No.0981

今收到病人伍丁（春）源（297）〔一〕　　　　　住院费

国币 $75000.00　　　　　　　　　　　请记入账册为荷

年　月　日入院　　年　月　日　午出院　　住　天

账号	科　目		金　额
		存款	75000.00
0	病人房金	日 @$　　日 @$	
2	病人膳金		
1	陪人房金	日 @$　第二陪人　日 @$	
3	陪人膳金		
	婴儿费		
	药资		
	住院药		
	出院药		
	注射		
	化验		
	手术		
	敷料		
	割症		
	割症材料		
	接产		
	接产材料		
	验光		
	人工气胸		
	照镜		

续表

账号	科　目		金　额
15	门诊挂号		
16	门诊特别号		
20	出诊		
23	杂项		
		总数	75000.00
		除已付 预存款	
		现收 退还数	
		收款员	
		核算员	□□□

【校记】

　　〔一〕"丁"，据本书1947年档案《宁波华美医院证明书（伍春源）》校作"春"。

【说明】此文献现藏于上海医药博物馆（集团）。

钱要紧？命要紧？请问华美医院

　　读者呼声：乡下人难产半夜进医院，为了缴不出百万元手术费，却让他活活痛死。

　　编者先生：余妻于十三日晨腹痛分娩，因距城廿余里之乡村，进城不便，乃延请就地产科诊所助产。惟腹痛整日，犹未产下，旋遵医生指示，即雇人漏夜舁城，挂特别号入华美医院求诊，这是十四日晨四时半。讵料久负盛名之大医院内之大医师，仅略施救治，注射无关紧要之针，不但疼痛未消，且更厉害。继则声言非缴纳一百万元，不予动手术等语。无奈余系一清苦小教，且时在夜半，试问何处去筹集这笔巨款？况保单早经呈缴院方，揆诸情理，亦应救治。当产妇清醒时，曾百般哀求，家属及各友好亦均请求变通，先予诊治，后补诊费，以解痛楚，而全生命，然院方仍置诸不理，袖手旁观，见死不救。没奈何，余只得四处设法，允先缴五十万，至八时照章缴齐，迨至十时许，始动手术。据医生云，此时病势更凶。自四时许进院，至十时始克动手术，逾时足有五小时，其间未施适当急救，病势益凶，自在意中。孰料大医师不审察病态，儿戏人命，滥用闷医量，致产妇竟闷药未醒，含恨长逝矣。

　　难道华美医院的主持人及大医师，一点也没仁慈之心，还说是耶稣忠实信徒？见死不救，还要索缴巨款，这是慈善机关之宗旨，耶稣信徒之应有作风吗？素仰贵报立论公正，不卖人情，为小民喉舌，乞借贵报一角，希予披露，这条命案应谁负全责，还望政府当局、社会人士秉公评断！此颂

　　撰安

　　鄞东姜村李世英谨顿

【说明】上述报道刊载于《宁波晨报》1947年3月27日。

服务证明书（庄维藩）

Telegraphic Address:　　　　　　宁波华美医院

Hwameihos–Ningpo　　　　　　Hwa Mei Hospital

　　　　　　　　　　　　　　　Ningpo, China

服务证书

　　查护士庄维藩，现年念（廿）四岁，浙江省镇海县人，自民国三十五年三月起，至民国三十六年三月止，在上开期内，在本院服务，成绩优良，特此证明。

院长：丁立成

中华民国三十六年三月三十一日

【说明】此文献现藏于宁波市档案馆，编号：306-1-31。

中华基督教浙沪浸礼议会执行委员会扩大会议、华东浸礼支差会年会联席会议记录（1947.4.1—3）

浙沪浸礼议会执行委员会扩大会议、华东浸礼支差会年会联席会议记录

日期：三十六年四月一日至三日。

地点：杭州蕙兰中学附小礼堂。

出席者：计中西男女代表，共四十七人。

……

三、讨论会

……

（7）青年事工

1. 宁波城区由董秀云女士报告浙东中学、甬江女中及华美医院与西门教会之青年事工之大略情形。

……

四、演讲

……

（3）忠心的管家（丁立成医师）

我国自有教会与学校及医院以来，已百余年矣，其进展之程序与成绩之美满，可以说是出于该教会、学校及医院之工作人员忠心将事有以致之也。抗战时期，医院与教会应付何等困难，许多传道人艰苦忍耐守住岗位，工作不懈，实为难得。彼社会人士亦深切明了我教会信徒在办事上之忠心耿耿也。例如此次宁波浙东中学复校后，校舍不敷，校长煞费苦心，现蒙上帝恩惠，有仁济中学校舍全部赠予，可知一般矣。

……

【说明】上述记录刊载于《普福钟》1947 年 6 月 1 日。

中华基督教浙沪浸礼议会物色
人才委员会会议记录（1947.4.6）

物色人才委员会记录

日期：卅六年四月六日四点钟。

地点：绍兴大坊口真神生蒋牧师府第。

出席：传道顾问邬福安，区牧吴志新、明道校长戚伟英女士。

列席：蒋恩德牧师。

缺席：祝宝庆牧师。

讨论事项：

……

4. 宁区溪口、泉口两处教会聘请工作人员案。请戚伟英女士修函致中华神学院询问有否相当人才，并言明月薪四十万元。一面请吴区牧与沈贻芗、韩碧玲二女士函请蒋宋夫人协助薪水之一部分及预备住宅与礼拜堂房屋。

……

【说明】上述记录刊载于《普福钟》1947 年 6 月 1 日。

灵峰山下救财神，信大祥主人出绑

丁大富传以三万万元赎出

本报讯：南京路信大祥绸布号主人丁大富，八日挈眷乘轮返甬（宾幢丁家山）扫墓，并补办进屋酒，场面阔绰，宾客如云。讵为匪徒所觊觎，竟于十三日晨二时，被匪徒四人闯入，将丁大富及何秀如二人绑架而去，同时被洗劫现钞、金戒、衣服等物，已志前日本报。事后匪方向丁勒索廿五万美金取赎，并先将何秀如释回。嗣镇海县警察所据密报，谓肉票藏匿于灵峰山脚下地母殿内，即派干警多名驰往搜索，果见肉票丁大富在内，当场将看守肉票之匪徒两人捕获，丁大富亦即脱险。兹丁因身体感受不适，已入该地华美医院疗养。

另讯：丁被绑后，家属曾与匪方接洽，因索价美金廿五万元过巨，往返数次，曾出法币三亿元，将其赎出，丁本人于十六日晨已由甬来沪。

【说明】上述报道刊载于《申报》1947 年 4 月 19 日。

陈洛意旅法组影

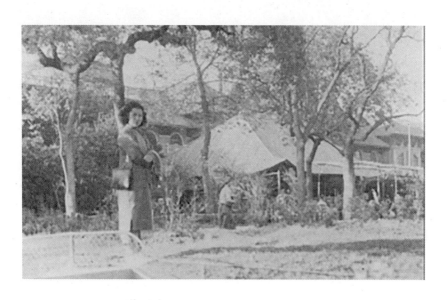

【说明】

（一）此照片反面题记"一九四七、四、二十五"。

（二）此照片由赵奇恩提供。

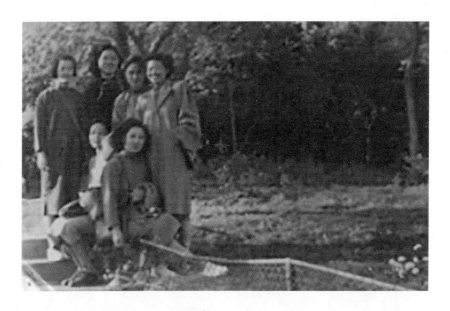

【说明】

（一）此照片前排右坐者系陈洛意。

（二）此照片反面题记"一寝室数人同摄于法国公园一角。一九四七、四、廿五日"。

（三）此照片由赵奇恩提供。

华美医院院务会议记录（1947.4.26）

宁波华美医院卅六年度第一次院务会议记录

日期：卅六年四月廿六日。

时间：下午四时。

地点：汤宅。

出席者：丁院长、汤医师、孙女士、俞先生、[一]郁先生、何先生。

主席：丁院长。

记录：何承宗。

由丁院长祈祷开会。

一、报告事项：

丁院长报告拟修理北门商科房子，约需款 2200 美元。

二、讨论事项：

1. 丁院长提，手术室朱守奋小姐辞职后，应否择能任职较久之小姐，其辞亦拟择专任之小姐案。议决：交韩女士商酌办理之。

2. 丁院长提，简章各费应否酌予调整案。议决：改为特等 40000 元，原价 30000；头等 30000 元，原价 25000；二等 25000 元，原价 20000；三等 20000 元，原价 15000；普通 8000 元，原价 5000；化验照镜号费照旧；接产房间 80000—150000 元，普通 50000—80000 元；婴儿费 1500—3000；敷料 3000—6000 元；手术费照旧加五成。

散会。

【校记与考释】

〔一〕"俞先生"，俞检身，下同，不另出校。

【说 明】此文献现藏于宁波市档案馆，编号：306-1-14，因混淆民国纪年与公元纪年而误编入 1936 年卷宗。

中华耶稣教真神堂土地所有权状
（鄞县1区1段4118宗）

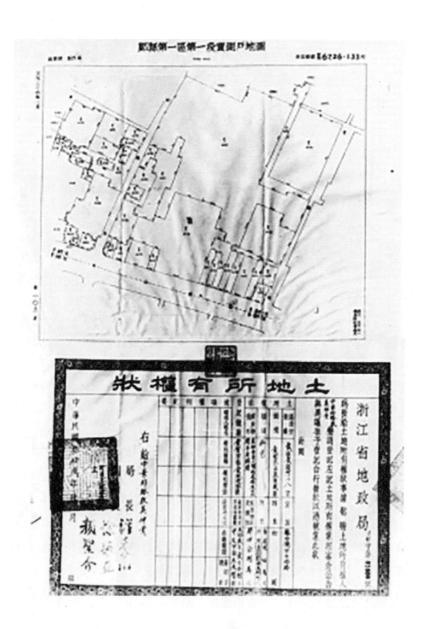

【释文】

土地所有权状

浙江省地政局（一有字第 01000 号）

　　为发给土地所有权状事，据鄞县土地所有权人中华耶稣教真神堂声称，登记左记土地所有权，业经审查公告无异议，准予登记，合行发状，以凭执业。此状。

　　计开：

<table>
<tr><td rowspan="5">土地标示</td><td>区段宗号数</td><td>一区一段 4118 宗</td><td>坐落</td><td colspan="2">县西镇中山西路</td></tr>
<tr><td>面积</td><td>一亩七分七厘二毫</td><td>四至</td><td colspan="2">如图</td></tr>
<tr><td rowspan="2">类目</td><td rowspan="2">私宅</td><td rowspan="2">地价</td><td>每亩</td><td>九百万元</td></tr>
<tr><td>总额</td><td>一千五百九十四万八千元</td></tr>
<tr><td>改良物情形</td><td>真神堂一大间，前后楼屋共九间，平屋四间</td><td>改良物法定价</td><td colspan="2">四百念（廿）八万元</td></tr>
<tr><td colspan="2">登记号数</td><td>有字第 1000 号</td><td>收件年月日及收件号数</td><td colspan="2">三十六年一月念（廿）八日，甲天字第 368 号</td></tr>
</table>

<table>
<tr><td rowspan="4">他项权利纪要</td><td>权利人姓名</td><td>权利种类</td><td>权利价值</td><td>设定年月日</td><td>存续期间</td><td>证明书号数</td></tr>
<tr><td></td><td></td><td></td><td></td><td></td><td></td></tr>
<tr><td></td><td></td><td></td><td></td><td></td><td></td></tr>
<tr><td></td><td></td><td></td><td></td><td></td><td></td></tr>
</table>

　　右给中华耶稣教真神堂

　　局长：从季川

　　副局长：徐振亚

　　鄞县地登记处主任：颜圣介

　　中华民国三十六年四月　日（印）浙江省地政局印

鄞县第一区第一段实测户地图

县东镇　县西镇　4104–4143　原图图号 II67.26–133 丙

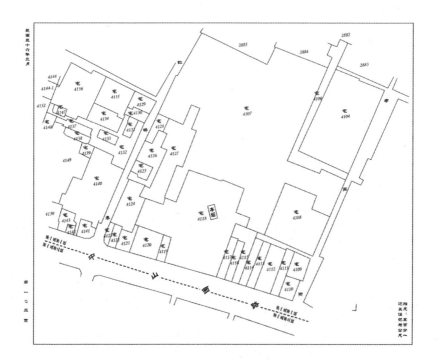

【说明】

（一）《土地所有权状》原纸上印有"土地所有权状"六字。

（二）《土地所有权状》与《鄞县第一区第一段实测户地图》粘接处钤印一方，印文为"浙江省地政局鄞县土地登记处"。

（三）据相关文献可知，《土地所有权状》右侧应有一行骑缝字号"一有字第1000号"，已被截去，骑缝字号处钤印一方，仅残一角，其印文为"浙江省地政局印"。

华美医院院务会议记录（1947.5.26）

华美医院卅六年度第二次院务会议记录

日期：卅六年五月廿六日。

时间：下午七时半。

地点：医师图书室。

出席者：丁院长、汤医师、郁先生、何先生。俞先生因公赴金。韩女士因事未到。

列席者：夏医师、马医师。

主席：丁院长。

记录：何承宗。

一、由丁院长祈祷开会。

二、宣读上届记录。

三、报告：丁院长报告医院最近门诊恩施情形，修理商科房子约计3000美元已将完及经济情形。郁先生报告大炉子修理情形。

四、讨论事项：

院长提，近日米价剧涨，本院住院等费应调整案。议决：改为特别号初诊10000元，复诊5000元；住院特等60000元，头等50000元，二等40000元，三等30000元，普通12000元；X-Ray 化验自15000元至200000元；平产接产费房间120000元至240000元，普通60000元至120000元；婴儿费每日2500至5000元；敷料每日5000至9000元。

散会。

【说明】此文献现藏于宁波市档案馆，编号：306-1-14，因混淆民国纪年与公元纪年而误编入1936年卷宗。

服务证明书（李志良）

Telegraphic Address: 宁波华美医院

Hwameihos–Ningpo   Hwa Mei Hospital

Ningpo, China

服务证书

查李志良，现年念（廿）五岁，浙江省鄞县人，自民国三十三年五月至民国三十六年五月，在上开三年期内，在本院药剂室服务，成绩优良，特给此证。

宁波华美医院院长：丁立成

中华民国三十六年五月 日

【说明】此文献现藏于宁波市档案馆，编号：306-1-31。

服务证明书（李文英）

Telegraphic Address:　　　　　　　宁波华美医院

Hwameihos–Ningpo　　　　　　　Hwa Mei Hospital

Ningpo, China

服务证明书

护士李文英，现年念（廿）六岁，系浙江省鄞县人，自民国三十二年七月起，至民国三十六年一月止，于上开（三年七个月）期内担任本院卫生所公共卫生工作，成绩优良，特给证书，以资证明。

宁波华美医院院长：丁立成（印）丁立成

中华民国三十六年六月十九日（印）宁波华美医院之钤记

【说明】此文献现藏于宁波市档案馆，编号：306-1-31。

服务证明书（方桂枝）

服务证明书

护士方桂枝，现年四十六岁，系浙江省金华县人，自民国十年七月起，至民国十二年五月止，于上开（一年十个月）期内，在本院服务，成绩优良，特给证书，以资证明。

宁波华美医院院长：丁立成（印）丁立成

中华民国三十六年六月十九日（印）宁波华美医院之钤记

宁波华美医院

【说明】此文献现藏于宁波市档案馆，编号：306-1-31。

服务证明书（陈洛意）

服务证明书

护士陈洛意，现年念（廿）四岁，系浙江省奉化县人，自民国三十四年六月起，至民国三十六年五月止，于上开（二年〇个月）期内，在本院服务，成绩优良，特给证书，以资证明。

宁波华美医院院长：丁立成
中华民国三十六年六月二十日
宁波华美医院

【说明】此文献现藏于宁波市档案馆，编号：306-1-31。

服务证明书（张和理）

服务证明书

护士张和理，现年二十五岁，系浙江省鄞县人，自民国三十五年六月起，至民国三十六年五月止，于上开（一年〇个月）期内，在本院服务，成绩优良，特给证书，以资证明。

宁波华美医院院长：丁立成
中华民国三十六年六月二十日
宁波华美医院

【说明】此文献现藏于宁波市档案馆，编号：306-1-31。

服务证明书（周美德）

服务证明书

护士周美德，现年四十岁，系浙江省诸暨县人，自民国十八年六月起，至民国十八十二月止；自民国三十五年六月起，至民国三十六年五月止，于上开（一年六个月）期内，在本院服务，成绩优良，特给证书，以资证明。

宁波华美医院院长：丁立成
中华民国三十六年六月二十日
宁波华美医院

【说明】此文献现藏于宁波市档案馆，编号：306-1-31。

服务证明书（张承恩）

服务证明书

护士张承恩，现年念（廿）三岁，系浙江省鄞县人，自民国三十四年六月起，至民国三十六年五月止，于上开（二年〇个月）期内，在本院服务，成绩优良，特给证书，以资证明。

宁波华美医院院长：丁立成

中华民国三十六年六月二十日

宁波华美医院

【说明】此文献现藏于宁波市档案馆，编号：306-1-31。

服务证明书（李秀清）

服务证明书

护士李秀清，现年念（廿）三岁，系浙江省鄞县人，自民国三十四年六月起，至民国三十六年五月止，于上开（二年〇个月）期内，在本院服务，成绩优良，特给证书，以资证明。

宁波华美医院院长：丁立成

中华民国三十六年六月二十日

宁波华美医院

【**说明**】此文献现藏于宁波市档案馆，编号：306-1-31。

服务证明书（陈亚星）

服务证明书

护士陈亚星，现年念（廿）一岁，系浙江省慈溪县人，自民国三十五年五月起，至民国三十六年五月止，于上开（一年一个月）期内，在本院服务，成绩优良，特给证书，以资证明。

宁波华美医院院长：丁立成

中华民国三十六年六月二十日

宁波华美医院

【说明】此文献现藏于宁波市档案馆，编号：306-1-31。

服务证明书（胡叔云）

服务证明书

护士胡叔云，现年念（廿）八岁，系浙江省镇海县人，自民国三十二年一月起，至民国三十四十一月止；自民国三十五年七月起，至民国三十六年五月止，于上开（三年十个月）期内，在本院服务，成绩优良，特给证书，以资证明。

宁波华美医院院长：丁立成
中华民国三十六年六月二十日
宁波华美医院

【说明】此文献现藏于宁波市档案馆，编号：306-1-31。

服务证明书（王桂卿）

服务证明书

护士王桂卿，现年念（廿）四岁，系浙江省鄞县人，自民国三十五年五月起，至民国三十六年五月止，于上开（一年一个月）期内，在本院服务，成绩优良，特给证书，以资证明。

宁波华美医院院长：丁立成

中华民国三十六年六月二十日

宁波华美医院

【说明】此文献现藏于宁波市档案馆，编号：306-1-31。

服务证明书（石韫玉）

服务证明书

护士石韫玉，现年三十七岁，系浙江省鄞县人，自民国廿七年三月起，至民国廿八年三月止，于上开（一年〇个月）期内，在本院服务，成绩优良，特给证书，以资证明。

宁波华美医院院长：丁立成

中华民国三十六年六月二十日

宁波华美医院

【说明】此文献现藏于宁波市档案馆，编号：306-1-31。

服务证明书（马焕英）

服务证明书

护士马焕英，现年二十四岁，系浙江省嵊县人，自民国三十四年六月起，至民国卅六年五月止，于上开（二年一个月）期内，在本院服务，成绩优良，特给证书，以资证明。

宁波华美医院院长：丁立成

中华民国三十六年六月二十日

宁波华美医院

【说明】此文献现藏于宁波市档案馆，编号：306-1-31。

服务证明书（马决觉）

服务证明书

护士马决觉，现年念（廿）二岁，系浙江省嵊县人，自民国卅五年五月起，至民国卅六年五月止，于上开（一年一个月）期内，在本院服务，成绩优良，特给证书，以资证明。

宁波华美医院院长：丁立成

中华民国三十六年六月二十日

宁波华美医院

【说明】此文献现藏于宁波市档案馆，编号：306-1-31。

服务证明书之一（倪素俊）

服务证明书

护士倪素俊，现年念（廿）四岁，系浙江省镇海县人，自民国卅四年六月起，至民国卅六年五月止，于上开（二年一个月）期内，在本院服务，成绩优良，特给证书，以资证明。

宁波华美医院院长：丁立成
中华民国三十六年六月二十日
宁波华美医院

【说明】此文献现藏于宁波市档案馆，编号：306-1-31。

服务证明书之一（王恩美）

服务证明书

护士王恩美，现年三十岁，系浙江省鄞县人，自民国三十年六月起，至民国三十六年五月止，于上开（六年〇个月）期内，在本院服务，成绩优良，特给证书，以资证明。

宁波华美医院院长：丁立成

中华民国三十六年六月二十日

宁波华美医院

【说明】此文献现藏于宁波市档案馆，编号：306-1-31。

服务证明书（彭琼珠）

服务证明书

护士彭琼珠，现年二十九岁，系福建省闽侯县人，自民国三十年六月起，至民国三十六年五月止，于上开（六年〇个月）期内，在本院服务，成绩优良，特给证书，以资证明。

宁波华美医院院长：丁立成

中华民国三十六年六月二十日

宁波华美医院

【说明】此文献现藏于宁波市档案馆，编号：306-1-31。

服务证明书（李乃绥）

服务证明书

护士李乃绥，现年三十三岁，系浙江省鄞县人，自民国三十一年一月起，至民国三十六年五月止，于上开（五年五个月）期内，在本院服务，成绩优良，特给证书，以资证明。

宁波华美医院院长：丁立成

中华民国三十六年六月二十日

宁波华美医院

【说明】此文献现藏于宁波市档案馆，编号：306-1-31。

服务证明书（马丽雅）

服务证明书

护士马丽雅，现年念（廿）六岁，系浙江省鄞县人，自民国卅二年六月起，至民国三十六年五月止，于上开（四年○个月）期内，在本院服务，成绩优良，特给证书，以资证明。

宁波华美医院院长：丁立成

中华民国三十六年六月二十日

宁波华美医院

【说明】此文献现藏于宁波市档案馆，编号：306-1-31。

服务证明书（张冰梅）

服务证明书

护士张冰梅，现年二十四岁，系浙江省慈溪县人，自民国三十四年五月起，至民国三十六年五月止，于上开（二年一个月）期内，在本院服务，成绩优良，特给证书，以资证明。

宁波华美医院院长：丁立成

中华民国三十六年六月二十二日

宁波华美医院

【说明】此文献现藏于宁波市档案馆，编号：306-1-31。

服务证明书（唐兆煦）

服务证明书

查医师唐兆煦，现年四十一岁，系浙江省金华县人，自民国廿二年七月至民国廿三年七月，任本院驻院医师，特给证明书，以资证明。

院长：丁立成
中华民国三十六年六月二十二日
宁波华美医院

【说明】此文献现藏于宁波市档案馆，编号：306-1-31。

各地通讯（宁波）

鄞县地方法院院长杨尚时，患急性脑溢血症，经此间华美医院医治无效，于本月廿三日晨在□政巷寓次逝世，遗妻及子一，身后颇为萧条。

【说明】上述报道刊载于《申报》1947 年 6 月 27 日。

宁波华美高级护士职业学校招生（1947.6.30）

即日起报名，七月十日考试。

考试资格：初中毕业（女性）。

考试科目：国文、英文、常识、数学、体格检查、口试。

地址：北门华美医院内。

【说明】上述招生通知刊载于《宁波日报》1947 年 6 月 30 日。

服务证明书（朱守奋）

Telegraphic Address:　　　　　宁波华美医院

Hwameihos–Ningpo　　　　　Hwa Mei Hospital

　　　　　　　　　　　　　　Ningpo, China

服务证明书

护士朱守奋，现年念（廿）四岁，浙江省慈溪县人，自民国三十二年五月起，至民国三十六年五月止，于上开四年期内，在本院服务，成绩优良，特此证明为右。

院长：丁立成

中华民国三十六年六月　日

【说明】此文献现藏于宁波市档案馆，编号：306-1-31。

毕业证明书（张日新）

　　查张日新，现年卅三岁，系浙江省临海县人，在本院病理化验室学习三年，考察成绩及格，于民国廿四年十二月毕业。后因证书遗失，令行补给证明书，以资证明。

　　宁波华美医院院长：丁立成
　　中华民国三十六年七月二日
　　宁波华美医院

【说明】

　　（一）此证明书右下角钤印一方，印文为"宁波华美医院之钤记"。

　　（二）此文献现藏于宁波市档案馆，编号：306-1-31。

服务证明书之一（张日新）

服务证明书

张日新，现年卅三岁，系浙江省临海县人，于民国廿一年十二月起，至民国廿五年八月止，在上开三年九个月期内，在本院化验室服务，成绩优良，特此证明。

院长：丁立成

中华民国卅六年七月二日

宁波华美医院

【说明】此文献现藏于宁波市档案馆，编号：306-1-37，误编入 1949 年卷宗。

服务证明书之二（张日新）

　　张日新，现年卅三岁，系浙江省临海县人，自民国廿四年十二月起，至民国廿五年八月止，在上开期内，在本院化验室服务，成绩优良，特此证明。

　　宁波华美医院院长：丁立成

　　中华民国三十六年七月二日

　　宁波华美医院

【说明】

　　（一）此证明书右下角钤印一方，印文为"宁波华美医院之钤记"。

　　（二）此文献现藏于宁波市档案馆，编号：306-1-31。

服务证明书（郑西铭）

服务证明书

　　护士郑西铭，现年三十岁，系浙江省鄞县人，自民国卅一年五月起，至民国卅三年十二月止，于上开（二年八个月）期内，在本院服务，成绩优良，特给证书，以资证明。

宁波华美医院院长：丁立成

中华民国三十六年七月二日

宁波华美医院

【**说明**】此文献现藏于宁波市档案馆，编号：306-1-31。

宁波华美高级护士职业学校招生（1947.7.2）

即日起报名，七月十日考试。

考试资格：初中毕业（女性）。

考试科目：国文、英文、常识、数学、体格检查、口试。

地址：北门华美医院内。

【说明】上述招生通知刊载于《宁波日报》1947 年 7 月 2 日。

服务证明书之二（丁庭训）

服务证明书

护士丁庭训，现年念（廿）五岁，系浙江省镇海县人，自民国卅二年六月起，至民国卅四年十二月止，于上开（二年七个月）期内，在本院服务，成绩优良，特给证书，以资证明。

宁波华美医院院长：丁立成

中华民国三十六年七月十一日

宁波华美医院

【**说明**】此文献现藏于宁波市档案馆，编号：306-1-31。

服务证明书（陈粹华）

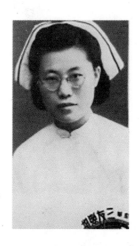

服务证明书

护士陈粹华，现年念（廿）四岁，系江苏省镇江县人，自民国卅四年六月起，至民国卅五年八月止，于上开（一年二个月）期内，在本院服务，成绩优良，特给证书，以资证明。

宁波华美医院院长：丁立成
中华民国三十六年七月十六日
宁波华美医院

【说明】

（一）此证明书贴陈粹华正面戴护士冠半身照，照片右下方印有"金华三友拍照 Photo Studio"中英文诸字及图案，系照相馆商标。

（二）此文献现藏于宁波市档案馆，编号：306-1-31。

宁波邬全顺营造厂承建华美医院新院东西两翼第四层等工程估价单（第470号）

宁波邬全顺营造厂

承造房屋桥梁　　　（工程估价单）　　　一切建筑工程

住址：白沙路七十号　电话：八百五十四号　厂址：首善路一号

民国36年7月24日 第470号第1页			业主：华美医院	工程：双扇洋门连腰窗 4.06（？）"×8.06（？）"										
名称	数量	单位	单价	金额										备考
				十	亿	千	百	十	万	千	百	十	元	
杉木堂子	42	尺	4000					1	6	8	0	0	0	3"×6"×28.00"
门头线大头板	43	尺	4000					1	7	2	0	0	0	1"×12"×43.00"
玻门及腰窗料	56	尺	4000					2	2	4	0	0	0	洋门上玻璃下瞒鼓
木洛砖	8	尺	4000						3	2	0	0	0	2"×5"×10"-10号（？）连涂柏油
4"铜铰链	6	块	9000						5	4	0	0	0	连铜罗丝
2½"铜铰链	4	块	7500						3	0	0	0	0	连铜罗丝
4"铜风钩	2	副	5000						1	0	0	0	0	连铜罗丝
4"铜插销	28	寸	1600							4	4	8	0	4"-6"-18"
4"弹子锁	1	管	50000						5	0	0	0	0	
玻璃配工	25	尺	1500							3	7	5	0	连桐（桶）油灰
油漆	0.85	方	100000						8	5	0	0	0	一层双度金漆
木工	15	工	26000					3	9	0	0	0	0	装配舒齐
捐税什项	129	万元	200						2	2	7	0	0	〔一〕2%
每堂共计							1	3	2	0	0	0	0	玻璃在外
四层左右厢房共计	4	堂	1320000				5	2	8	0	0	0	0	

续表

民国36年7月24日 第470号第1页			业主：华美医院	工程：双扇洋门连腰窗4.06 （？）"×8.06（？）"								
名称	数量	单位	单价	金额								备考
				十亿	千	百	十	万	千	百	十	元	
四层后反轩共计	1	堂	1320000			1	3	2	0	0	0	0	
共计工料法币				$	6	6	0	0	0	0	0	

该估价单，三日为凭，逾期接洽，另订承揽，工料涨跌，照价增减，承蒙惠顾，诸请鉴谅。

【校记】

〔一〕"22700"，原写作"22900"，径改，即 168000+172000+224000+32000+54000+30000+10000+44800+50000+37500+85000+390000+22700=1320000。然此行数字仍疑有误，129×200=25800，≠22700，亦≠22900。

【说明】此文献现藏于宁波市档案馆，编号：306-1-32。

宁波邬全顺营造厂承建华美医院新院东西两翼第四层等工程估价单（第472号）

宁波邬全顺营造厂

承造房屋桥梁　　　　（工程估价单）　　　　一切建筑工程

住址：白沙路七十号　电话：八百五十四号　厂址：首善路一号

民国36年7月24日 第472号第1页				业主：华美医院								工程：添建四层左右厢房工账及搭架子		
名称	数量	单位	单价	金额										备考
				十	亿	千	百	十	万	千	百	十	元	
屋面泥木料拆工	280	工	26000				7	2	8	0	0	0	0	连卸地按放
屋顶五木做工	666	工	26000			1	7	3	1	6	0	0	0	45.00"×43.00"×2 43.00"×41.00"×2 =73.96×9 工
屋面筒瓦盖工	407	工	26000			1	0	5	8	2	0	0	0	45.00"×43.00"×2 43.00"×41.00"×2 =73.96×5$^{1/2}$ 工
15"围墙做工	636	工	26000			1	6	5	3	6	0	0	0	147.06（？）"× 10.00"×2 57.00"×3.06（？）" ×2=33.49×19 工
15"腰墙做工	250	工	26000				6	5	0	0	0	0	0	29.00"×14.00"×2 29.00"×10.00"×2 =13.92×18 工
平顶泥木工	288	工	26000				7	4	8	8	0	0	0	33.06（？）"× 39.00"×2 37.00"×29.06（？）" ×2=37.96×6 工
6"台口及窗天盘水泥捣工	175	工	26000				4	5	5	0	0	0	0	146.00"×4= 584.00"×0.3 工
3"阳台水泥地捣工	37	工	26000					9	6	2	0	0	0	16.00"×33.00"×2 =10.56×3$^{1/2}$ 工

续表

民国36年7月24日 第472号第1页				业主：华美医院									工程：添建四层左右厢房工账及搭架子
名称	数量	单位	单价	金额									备考
				十	亿	千	百	十	万	千	百	十	元	
杉木料锯匠工	16	对	60000					9	6	0	0	0	0	五木及搁栅吊档
水流及水落匠工	50	工	38000				1	9	0	0	0	0	0	250.00"×2=500×0.10工，锡炭
搭架子工篾	100	方	60000				6	0	0	0	0	0	0	连赏毛竹运力在内
再搭架子工篾	100	方	20000				2	0	0	0	0	0	0	再赏毛竹运力不计
捐税绳索什项	8200	万元	200				1	6	4	0	0	0	0	2%
附注：新做泥料，连运力、削工在内，屋面连屋脊、墙角、龙头、随带，一切做全。														
共计工料法币				$	8	3	7	1	4	0				

该估价单，三日为凭，逾期接洽，另订承揽，工料涨跌，照价增减，承蒙惠顾，诸请鉴谅。

【说明】此文献现藏于宁波市档案馆，编号：306-1-32。

宁波邬全顺营造厂承建华美医院新院东西两翼第四层等工程估价单（第473号）

宁波邬全顺营造厂

承造房屋桥梁　　　　　（工程估价单）　　　　　一切建筑工程

住址：白沙路七十号　　电话：八百五十四号　　厂址：首善路一号

名称	数量	单位	单价	金额								备考
				十	亿	千	百	十	万	千	百	十	元	
三围墙头拆工	20	工	26000						5	2	0	0	0	0	连卸地按放
屋顶五木做工	116	工	26000				3	0	1	6	0	0	0	33.00"×39.00"=12.87方 ×9 工
屋面洋瓦盖工	51	工	26000				1	3	2	6	0	0	0	33.00"×39.00"=12.87方 ×4 工
15"围墙做工	114	工	26000				2	9	6	4	0	0	0	60.00"×10.00"=6.00方 ×19 工
15"挂面墙工	52	工	26000				1	3	5	2	0	0	0	29.00"×10.00"=2.90方 ×18 工
平顶泥木工	42	工	26000				1	0	9	2	0	0	0	29.00"×24.00"=6.96方 ×6 工
6"台口及窗天盘搞工	46	工	26000				1	1	9	6	0	0	0	77.00"×2=154.00"尺 ×0.3 工
水流及水落匠工	16	工	38000					6	0	8	0	0	0	160.00"尺 ×0.10 工，连锡炭药水
杉木料锯匠工	3	对	60000					1	8	0	0	0	0	五木及搁栅吊档
搭架子工篾	37	方	20000					7	4	0	0	0	0	赍毛竹运力不计
捐税绳索什项	1300	万元	200					2	6	0	0	0	0	2%
附注：新做泥料，连运力、削工在内，屋面连屋脊、枪角、龙头、随带，一切做全。															
共计工料法币				$	1	3	2	5	4	0	0	0		

【说明】此文献现藏于宁波市档案馆，编号：306-1-32。

宁波邬全顺营造厂承建华美医院新院东西两翼第四层等工程估价单（第474号）

宁波邬全顺营造厂

承造房屋桥梁　　　　（工程估价单）　　　　一切建筑工程

住址：白沙路七十号　电话：八百五十四号　厂址：首善路一号

民国36年7月24日 第474号第1页				业主：华美医院					工程：四层左右厢房添购材料账					
名称	数量	单位	单价	金额										备考
				十	亿	千	百	十	万	千	百	十	元	
人字木	10	根	600000				6	0	0	0	0	0	0	大 8"，长 17.00" 建杉
将军柱	12	根	140000				1	6	8	0	0	0	0	大 8"，长 8.00" 建杉
将军柱	6	根	140000					8	4	0	0	0	0	大 8"，长 9.00" 建杉
抢角木	3	根	600000				1	8	0	0	0	0	0	大 8"，长 18.00" 建杉
顶梁木	10	根	140000				1	4	0	0	0	0	0	大 8"，长 9.00" 建杉
撑头木	16	根	100000				1	6	0	0	0	0	0	4"×6"×12.00" 建杉
撑头木	8	根	115000					9	2	0	0	0	0	4"×6"×14.00" 建杉
栋串	10	根	72000					7	2	0	0	0	0	3"×6"×12.00" 建杉
桁条	5	根	90000					4	5	0	0	0	0	6"φ×12.00" 建杉
椽子	180	根	30000				5	4	0	0	0	0	0	3"×3"×12.00" 建杉
椽子	140	根	42000				5	8	8	0	0	0	0	3"×4"×12.00" 建杉
明檐板	15	根	48000					7	2	0	0	0	0	2"×6"×12.00" 建杉
泥瞒搁栅	47	根	13000					6	1	1	0	0	0	2"×2"×12.00" 建杉
泥瞒吊档	40	根	40000				1	6	0	0	0	0	0	4"φ×12.00" 建杉
泥瞒条子	1900	根	360					6	8	4	0	0	0	400"×12.00" 建杉
屋顶杉板	27	方	220000				5	9	4	0	0	0	0	3/4"×12.00" 建杉
台口及窗天盘壳子料	1000	尺	1000				1	0	0	0	0	0	0	损失费

续表

民国 36 年 7 月 24 日 第 474 号第 1 页		业主: 华美医院		工程: 四层左右厢房添购材料账									
名称	数量	单位	单价	金额									备考
				十亿	千	百	十	万	千	百	十	元	
石灰	15000	斤	400			6	0	0	0	0	0	0	原船统灰
麻巾	550	斤	1500				8	2	5	0	0	0	印度麻巾
共计工料法币				$	4	4	0	7	0	0	0	0	接第 474 号第 2 页

该估价单，三日为凭，逾期接洽，另订承揽，工料涨跌，照价增减，承蒙惠顾，诸请鉴谅。

宁波邬全顺营造厂

承造房屋桥梁 （工程估价单） 一切建筑工程

住址: 白沙路七十号 电话: 八百五十四号 厂址: 首善路一号

民国 36 年 7 月 24 日 第 474 号第 2 页		业主: 华美医院		工程: 接第 474 号第 1 页 $44070000									
名称	数量	单位	单价	金额									备考
				十亿	千	百	十	万	千	百	十	元	
马牌水泥	48	桶	680000			3	2	6	4	0	0	0	桶头
3/4 石子	6.70	方	380000			2	5	4	0	0	0	0	拷子
黄沙	7.50	方	160000			1	2	0	0	0	0	0	
1/2 方钢骨	1400	斤	5800				8	1	2	0	0	0	连扎工铝丝
1/4 方扎铁	120	斤	5800					6	9	6	0	0	连扎工铝丝
3/8 方罗丝	1500	只	4000					6	0	0	0	0	橡子用
5/8 方牵脚罗丝	42	只	8500					3	5	7	0	0	长 14" 五木用
3/4 方龙头铁柱	6	根	37000					2	2	2	0	0	长 420"
水桶电	10	只	50000					5	0	0	0	0	5/16"×2" 连销子
人字攀	10	只	35000					3	5	0	0	0	连 5/8 罗丝

续表

民国36年7月24日 第474号第2页			业主：华美医院						工程：接第474号第1页 $44070000				
名称	数量	单位	单价	金额									备考
				十亿	千	百	十万	千	百	十	元		

名称	数量	单位	单价	十亿	千	百	十万	千	百	十	元	备考
洋钉	450	斤	7500			3	3	7	5	0	0	0	大小扎
屋脊筒瓦	500	张	2000			1	0	0	0	0	0	0	
屋脊连球瓦	2500	张	450			1	1	2	5	0	0	0	
屋脊先砖	2500	块	550			1	3	7	5	0	0	0	
水流水落	500	尺	11000			5	5	0	0	0	0	0	28号美铁，大18"
水流水落钩子	250	只	6000			1	5	0	0	0	0	0	1/4"×3/4" 铁版制
水流水落油漆	500	尺	2000			1	0	0	0	0	0	0	内外灰漆一度 红丹底
挑檐橡子油漆	37.20	方	60000			2	2	3	2	0	0	0	双度紫红油
捐税绳索什项	11380	万元	200			2	2	7	6	0	0	0	2% 颜料膏煤柏油
2 共计工料法币				$	1	1	6	0	8	4	0	0	0	

该估价单，三日为凭，逾期接洽，另订承揽，工料涨跌，照价增减，承蒙惠顾，诸请鉴谅。

【说明】此文献现藏于宁波市档案馆，编号：306-1-32。

宁波邬全顺营造厂承建华美医院新院东西两翼第四层等工程估价单（第475号）

宁波邬全顺营造厂

承造房屋桥梁　　　　（工程估价单）　　　　一切建筑工程

住址：白沙路七十号　　电话：八百五十四号　　厂址：首善路一号

民国36年7月24日 第475号第1页				业主：华美医院					工程：四层后翻轩添购材料账				
名称	数量	单位	单价	十亿	千	百	十	万	千	百	十	元	备考
五梁	3	根	700000			2	1	0	0	0	0	0	8"φ×24.00" 建木
人字木	6	根	120000				7	2	0	0	0	0	7"φ×12.00" 建木
将军柱	3	根	50000				1	5	0	0	0	0	7"φ×6.00" 建木
抢角木	4	根	120000				4	8	0	0	0	0	7"φ×12.00" 建木
撑头木	6	根	100000				6	0	0	0	0	0	4"×6"×12.00" 建木
栋串	2	根	72000				1	4	4	0	0	0	3"×6"×12.00" 建木
桁条	27	根	90000			2	4	3	0	0	0	0	6"φ×12.00" 建木
椽子	220	根	30000			6	6	0	0	0	0	0	3"×3"×12.00" 建木
椽子	70	根	42000			2	9	4	0	0	0	0	3"×4"×12.00" 建木
明檐板	12	根	48000				5	7	6	0	0	0	2"×6"×12.00" 建木
泥瞒搁栅	54	根	13000				7	0	2	0	0	0	2"×2"×12.00" 建木
泥瞒吊挡	5	根	40000				2	0	0	0	0	0	4"φ×12.00" 建木
泥瞒条子	1400	根	360				5	0	4	0	0	0	4.00" 建木
格椽	130	尺	4000				5	2	0	0	0	0	1"×1" 建木
屋顶杉板	12.60	方	220000			2	7	7	2	0	0	0	3/4" 建木
台口及窗天盘壳子料	250	尺	1000				2	5	0	0	0	0	损失费
水泥	7	桶	680000			4	7	6	0	0	0	0	马牌桶头

续表

民国36年7月24日 第475号第1页			业主：华美医院							工程：四层后翻轩添购材料账		

名称	数量	单位	单价	金额								备考
				十亿	千	百	十	万	千	百	十 元	
石子	1	方	380000				3	8	0	0	0 0	3/4拷子
黄沙	1	方	160000				1	6	0	0	0 0	
共计工料法币				$	2	6	9	8	8	0	0 0	接第475号第2页

该估价单，三日为凭，逾期接洽，另订承揽，工料涨跌，照价增减，
承蒙惠顾，诸请鉴谅。

宁波邬全顺营造厂

承造房屋桥梁 　　　　（工程估价单） 　　　　一切建筑工程

住址：白沙路七十号　电话：八百五十四号　厂址：首善路一号

民国36年7月24日 第475号第2页			业主：华美医院							工程：接第475号第1页 $26988000		

名称	数量	单位	单价	金额								备考
				十亿	千	百	十	万	千	百	十 元	
1/2" 方钢骨	300	斤	58000			1	7	4	0	0	0 0	连扎铁扎工铁丝
3/8φ 罗丝	440	只	4000			1	7	6	0	0	0 0	橡子用
5/8φ 犟角罗丝	10	只	8500				8	5	0	0	0 0	长14"五木用
3/4φ 龙头铁柱	2	根	37000				7	4	0	0	0 0	长4.00"
水桶黾	3	只	50000			1	5	0	0	0	0 0	5/16"×2" 连销子
人字攀	3	只	35000			1	0	5	0	0	0 0	连5/8" 罗丝
洋钉	40	斤	7500			3	0	0	0	0	0 0	大小扎
屋脊筒瓦	75	片	2000			1	5	0	0	0	0 0	
屋脊连球瓦	400	片	450			1	8	0	0	0	0 0	

续表

民国 36 年 7 月 24 日 第 475 号第 2 页	业主：华美医院			工程：接第 475 号第 1 页 $26988000								

名称	数量	单位	单价	十	亿	千	百	十	万	千	百	十	元	备考
屋脊先砖	400	块	550					2	2	0	0	0	0	
石灰	3200	斤	400				1	2	8	0	0	0	0	原船统灰
麻巾	90	斤	1500					1	3	5	0	0	0	印度麻巾
水流水落	170	尺	11000				1	8	7	0	0	0	0	28 号美铁，大 18"
水流水落钩子	85	只	6000					5	1	0	0	0	0	1/4"×3/4" 铁版制
水流水落油漆	170	尺	2000					3	4	0	0	0	0	内外红丹底灰漆一度
挑檐橼子油漆	12.60	方	60000					7	5	6	0	0	0	双度紫红油
捐税绳索什项	3664	万元	200			7	3	3	0	0	0	0	0	2% 颜料膏煤柏油
2 共计工料法币					$	3	7	3	7	6	0	0	0	

　　该估价单，三日为凭，逾期接洽，另订承揽，工料涨跌，照价增减，承蒙惠顾，诸请鉴谅。

　　【说明】此文献现藏于宁波市档案馆，编号：306-1-32。

宁波邬全顺营造厂承建华美医院新院东西两翼第四层等工程估价单（第479号）

宁波邬全顺营造厂

承造房屋桥梁　　　　（工程估价单）　　　　一切建筑工程

住址：白沙路七十号　电话：八百五十四号　厂址：首善路一号

民国36年7月29日 第479号第1页			业主：华美医院										工程：四层移窗及橙子，高 6.00"，阔 5.00（？）"	
名称	数量	单位	单价	金额										备考
				十亿	亿	千	百	十	万	千	百	十	元	
杉木堂子	39	尺	4000					1	5	6	0	0	0	3"×6"×26.00"
杉木插档	17	尺	4000						6	8	0	0	0	3"×5"×8.00" 3"×3"×9.00"
窗盘线大头板	26	尺	4000					1	0	4	0	0	0	1"×12"×26.00"
移腰窗木料	36	尺	4000					1	4	4	0	0	0	厚2"
木洛砖	6	尺	4000						2	4	0	0	0	2"×5"×10"-8 连涂柏油
2"1/2 铜铰链	4	块	7500						3	0	0	0	0	连铜罗丝
铜爪子练	2	根	25000						5	0	0	0	0	长共48"连铜方脚4块
腰窗轧头	2	副	22000						4	4	0	0	0	连瓜子练长48"
移窗轧头	1	副	6000							6	0	0	0	连铜罗丝
下毛头包26号美铁	1	条	38000						3	8	0	0	0	3 1/2"×6.00" 建工钉
配玻璃工	29	尺	1500						4	3	0	0	0	连桐（桶）油灰
油漆	0.92	方	100000						9	2	0	0	0	一层双度金漆
木工	13	工	26000					3	3	8	0	0	0	连装配舒齐
捐税什项	113	万元	200						2	3	0	0	0	2%
每堂共计						$	1	1	6	0	0	0	0	玻璃供给

续表

民国36年7月29日 第479号第1页			业主：华美医院										工程：四层移窗及楹子， 高 6.00"，阔 5.00（？）"		
名称	数量	单位	单价	金额										备考	
				十	亿	千	百	十	万	千	百	十	元		
左右二厢共计	32	堂	1160000			3	7	1	2	0	0	0	0		
后翻轩共计	8	堂	1160000				9	2	8	0	0	0	0		
			每堂共计												
共计工料法币					$	4	6	4	0	0	0	0	0		

　　该估价单，三日为凭，逾期接洽，另订承揽，工料涨跌，照价增减，承蒙惠顾，诸请鉴谅。

【说明】此文献现藏于宁波市档案馆，编号：306-1-32。

宁波华美高级护士职业学校招生（1947.7.23—25）

即日起报名至八月三日止，八月四日考试。

资格：初中毕业（女性）。

考试科目：国文、英文、常识、数学、体格检查、口试。

地址：北门华美医院内本校。

【说明】上述招生通知刊载于《宁波日报》1947 年 7 月 23—25 日；《时事公报》1947 年 7 月 24 日。

服务证明书（俞佩英）

服务证明书

医师俞佩英，现年念（廿）九岁，系浙江省慈溪县人，自民国卅四年七月起，至民国卅六年七月止，于上开（二年一个月）期内，在本院服务，成绩优良，特给证书，以资证明。

宁波华美医院院长：丁立成

中华民国三十六年七月三十日

宁波华美医院

【说明】此文献现藏于宁波市档案馆，编号：306-1-31。

宁波华美基督教团契欢送俞检身赴美留学合影

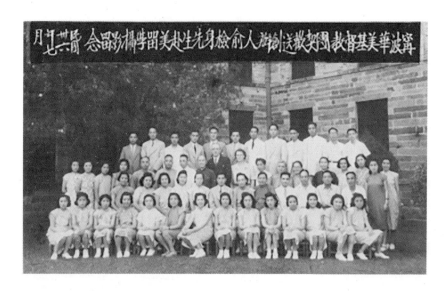

【图释与说明】

（一）此照片摄于新院内。

（二）此照片正上方题"宁波华美基督教团契欢送创办人俞检身先生赴美留学摄影留念（民国卅六年七月）"。

（三）此照片第二排左起，第四位是钟怡阶，第七位是曹素月，第八位是董秀云。第三排左起，第五位是夏禹铭，第六位是刘贤良，第七位是马友芳，第八位是丁立成，第九位是汤默思，第十位是韩碧玲，第十二位是汤默思夫人格特鲁德。

（四）此照片左下方印有"显庭　　　Media"中英文诸字，系照相馆商标。

（五）刊载于宁波市第二医院编著《世纪华美　厚德鼎新——宁波市第二医院建院 170 周年纪念》，第 53 页。

宁波邬全顺营造厂承建华美医院新院东西两翼第四层等工程估价单（第 480 号）

宁波邬全顺营造厂

承造房屋桥梁　　　　　（工程估价单）　　　　　一切建筑工程

住址：白沙路七十号　　电话：八百五十四号　　厂址：首善路一号

名称	数量	单位	单价	金额									备考
				十亿	亿	千	百	十	万	千	百	十 元	
五层阁楼搁栅	20	方	640000		1	2	8	0	0	0	0	0 0	料 3"×8" 建杉
石灰	5000	斤	400			2	0	0	0	0	0	0 0	原船统灰
共计工料法币				$	1	4	8	0	0	0	0	0 0	

该估价单，三日为凭，逾期接洽，另订承揽，工料涨跌，照价增减，承蒙惠顾，诸请鉴谅。

【**说明**】此文献现藏于宁波市档案馆，编号：306-1-32。

宁波邬全顺营造厂就华美医院新院
东西两翼第四层等工程立承揽据

地址：首善路一号　　　　　宁波邬全顺木厂　　　　Tel：854〔一〕

No. 1 Shou Shan Road　　　Wu Chuang Shun　　　　Tel：854〔二〕

Architectural Factory

Ningpo

立承揽据

邬全顺营造厂今揽得华美医院添建四层左右厢房两埭及后翻轩一宸，其屋高低、长短、大小尺寸均照图样载明尺寸做全。现因业主已够木料及原有屋面木料均归承包人应用，屋面本瓦归业主所有，对于新建部分所用瓦片及砖头已由业主购买，如后有不足之数，承包人应负代办责任。本工程所有工账、门窗以及添购材料，另附估价，开列于后：

估价单：

（470）双扇洋门建腰窗，计五堂，计工料币六百六十万元正。

又（472）添建四层左右厢房工账及搭架子，计工料币八千三百七十一万四千元正。

又（473）添建四层后翻轩工账及搭架子，计工料币一千三百念（廿）五万四千元正。

又（474）四层左右厢房添购材料，计国币一亿一千六百〇八万四千元正。

又（475）四层后翻轩添购材料，计国币三千七百三十七万六千元正。

又（479）四层移窗及堂子，计四十堂，计工料国币四千六百四十万元正。

又（480）四层左右厢房再添阁栅及石灰，计国币一千四百八十万元正。

上列估价单，共计工料币三亿一千八百念（廿）二万八千元正。当收第一期定洋国币一亿六千万元正。待二十天左右，领取第二期工料国币一亿一千万元正。待左右二厢完工后，领收第三期工料币二千万元。全部完工如数清价。如第一期与第二期之间，一切物价涨至十分之一以内或无涨跌，承包人愿情让国币一千万，在完工扣除；若仍暴涨至十分之一，以上对于情让部分应（？）予照补。该工程限一百二十晴天完工，如工程翻改以及新添照市增减，决无异言，恐后乏凭，立此承揽据，并照行。

民国三十六年八月二日

立承揽据：邬全顺营造厂（印）全顺厂书柬

保证商□：国光药房（印）宁波国光药房书柬

附奉 470、472、473、474、475、479、480 估价单七纸。

年　月　日

Date

【校记】

〔一〕"Tel：854"，原作"电话：第 613 号"，径改。

〔二〕"Tel：854"，原作"Telephone Tel：613"，径改。

【说明】此文献现藏于宁波市档案馆，编号：306-1-39，误编入 1949 年卷宗。

宁波邬全顺营造厂邬汉兴收到华美医院新院东西两翼第四层等工程费收据（1947.8.4）

地址：首善路一号　　　宁波邬全顺木厂　　　电话：第 613 号

No. 1 Shou Shan Road　　Wu Chuang Shun　　　Telephone

Architectural Factory　　No. 613

Ningpo

今收到华美医院添建四层左右厢房及后翻轩一宸，工料费一亿六千万元整，立此收据为凭。

民国三十六年八月四日

收条

（印）全顺厂书柬（印）邬汉兴

年　月　日

Date

一万抵一元

【说明】此文献现藏于宁波市档案馆，编号：306-1-32。

宁波邬全顺营造厂邬汉兴收到华美医院新院东西两翼第四层等工程费收据（1947.8.16）

宁波邬全顺营造厂用笺

第　页

今领到华美医院第二次建筑费，计国币一万万一千万元正，照收无误，特立此收据。

此致

华美医院

具领者:（印）全顺厂书柬（印）邬汉兴

三十六年八月十六日立

中华民国　年 月 日

地址：白沙路七十号

电话：八百五十四号

【说明】此文献现藏于宁波市档案馆，编号：306-1-32。

华美护校就发放毕业证明书致孙琴鹤函

请交

孙琴鹤女士启

宁波私立华美高级护士职业学校

宁波私立华美高级护士职业学校用笺　第　　页

查本校三十四年度所有毕业证书，经本校请求验印，业经呈奉教育厅发还到校，兹附发毕业证书三纸，希即查收，函覆为盼。

此致
孙琴鹤同学

（印）宁波私立华美医院护士职业学校，望京路一号　启

中华民国卅六年八月十八日

【说明】此文献现藏于上海医药博物馆（集团）。

华美医院院务会议记录（1947.8.25）

华美医院 36 年度第三次院务会议记录

日期：八月二十五日。

时间：下午新钟 7 时半。

地点：董事室。

出席者：丁医师、汤医师、董女士、朱女士、韩女士、郁先生、何先生。

列席者：钟医师、夏医师。

一、由郁先生祈祷开会。

二、讨论事项：

丁院长提，近日物价再度激涨，本院简章已三个月未调整，应作如何更改案。议决：自九月一日起改为：

1. 普通号初诊 2000 元，复诊 1000 元。

2. 特别号初诊 20000 元，复诊 10000 元。

3. 房膳费特等 90000 元，头等 75000 元，二等 60000 元，三等 45000 元，普通 18000 元，陪人 18000 元。

4. 照镜自 20000 元至 300000 元。

5. 平产房间 180000 元至 360000 元，普通 90000 元至 180000 元。

6. 婴儿费自 4000 元至 8000 元。

7. 敷料费自 8000 元至 12000 元。

8. 手术费，大手术：特、头等 200 美元至 400 美元，二、三等 100 美元至 300 美元，普通 50 美元至 100 美元；小手术：特、头等 50 美元至 100 美元，二、三等 30 美元至 60 美元，普通 20 美元至 40 美元；门诊小手术 50000 元至 100000 元；输血手术费 100000 元至 200000 元。

9. 照片费照前加倍。

散会。

【说 明】此文献现藏于宁波市档案馆，编号：306-1-14，因混淆民国纪年与公元纪年而误编入 1936 年卷宗。

尺记与华美医院互换基地说明图

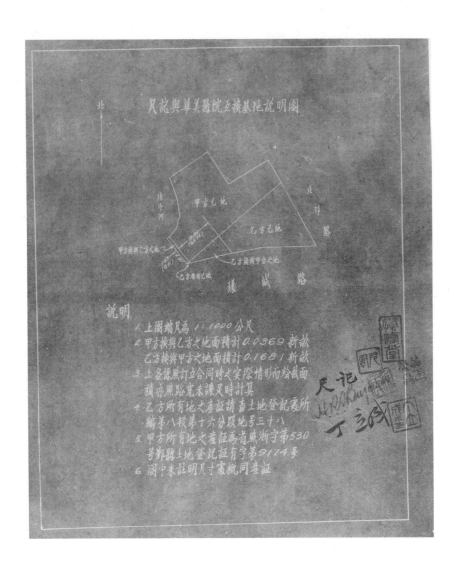

【释文】

尺记与华美医院互换基地说明图

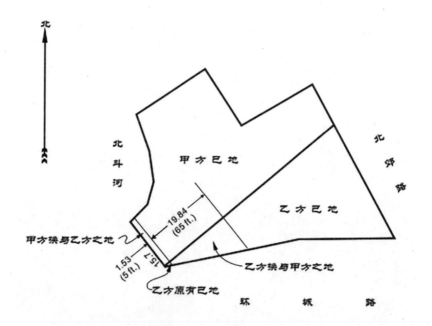

【说明】

1. 上图缩尺为 1：1000 公尺。

2. 甲方换与乙方之地面积计 0.0369 新亩。乙方换与甲方之地面积计 0.1681 新亩。

3. 上图系照订立合同时之实际情形而绘，故面积以照路宽未让足时计算。

4. 乙方所有地之产证请查土地登记处所绘第八段第十六分段地号三十八。

5. 甲方所有地之产证为省照浙字第 530 号鄞县土地登记证有字第 9174 号。

6. 图中未注明尺寸处概同产证。

（印）慎修堂

尺记（印）尺记

H. R. S. Benjamin（印）雅民

（印）黄荣昌印

丁立成（印）丁立成印

【说明】此说明图失载年月日，据内容当是 1947 年。

美国浸礼会土地所有权状（鄞县 1 区 1 段 91 宗）

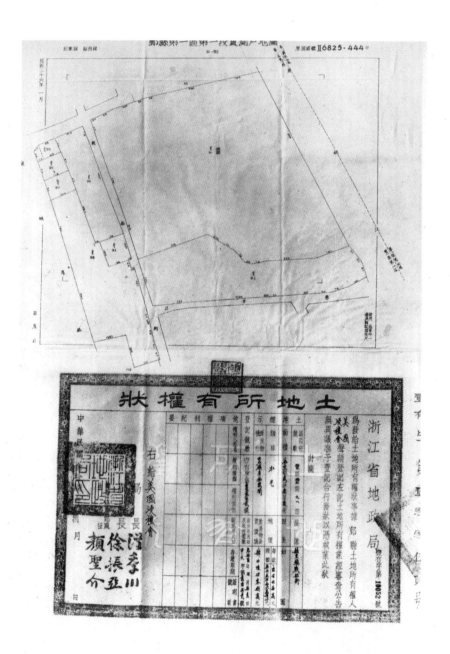

【释文】

土地所有权状

浙江省地政局（一有字第 10052 号）

　　为发给土地所有权状事，据鄞县土地所有权人美国浸礼会声称，登记左记土地所有权，业经审查公告无异议，准予登记，合行发状，以凭执业。此状。

　　计开：

<table>
<tr><td rowspan="5">土地标示</td><td>区段宗号数</td><td colspan="2">一区一段 91 宗</td><td>坐落</td><td colspan="2">县东镇战船街</td></tr>
<tr><td>面积</td><td colspan="2">一亩七分七厘二毫</td><td>四至</td><td colspan="2">如图</td></tr>
<tr><td rowspan="2">类目</td><td colspan="2" rowspan="2">私宅</td><td rowspan="2">地价</td><td>每亩</td><td>六百五十万元</td></tr>
<tr><td>总额</td><td>七千三百念（廿）九万四千元</td></tr>
<tr><td>改良物情形</td><td colspan="2"></td><td>改良物法定价值</td><td colspan="2">四千六百〇八万元</td></tr>
<tr><td colspan="3">登记号数</td><td colspan="2">一有字第 10052 号</td><td>收件年月日及收件号数</td><td>三十六年五月十三日，甲天字第 2652 号</td></tr>
<tr><td rowspan="5">他项权利纪要</td><td>权利人姓名</td><td>权利种类</td><td colspan="2">权利价值</td><td>设定年月日</td><td>存续期间</td><td>证明书号数</td></tr>
<tr><td></td><td></td><td colspan="2"></td><td></td><td></td><td></td></tr>
<tr><td></td><td></td><td colspan="2"></td><td></td><td></td><td></td></tr>
<tr><td></td><td></td><td colspan="2"></td><td></td><td></td><td></td></tr>
<tr><td></td><td></td><td colspan="2"></td><td></td><td></td><td></td></tr>
</table>

　　右给美国浸礼会

　　局长：从季川

　　副局长：徐振亚

　　鄞县地登记处主任：颜圣介

　　中华民国三十六年八月　日（印）浙江省地政局印

鄞县第一区第一段实测户地图

县东镇　县西镇　91—98　原图图号 II68.25—444 甲

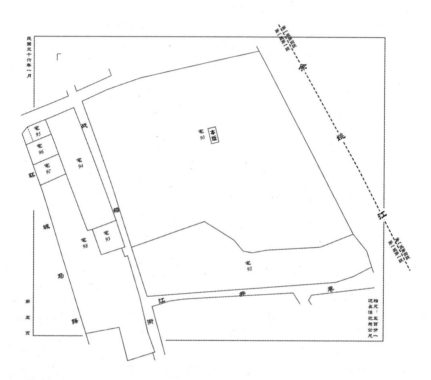

【说明】

（一）《土地所有权状》原纸上印有"土地所有权状"六字。

（二）《土地所有权状》与《鄞县第一区第一段实测户地图》粘接处钤印一方，印文为"浙江省地政局鄞县土地登记处"。

（三）《土地所有权状》右侧见一行骑缝字号"一有字第 10052 号"，已被截为半字，骑缝字号处钤印一方，仅残一角，据相关文献可知，其印文为"浙江省地政局印"。

美国浸礼会土地所有权状（鄞县 1 区 1 段 34 宗）

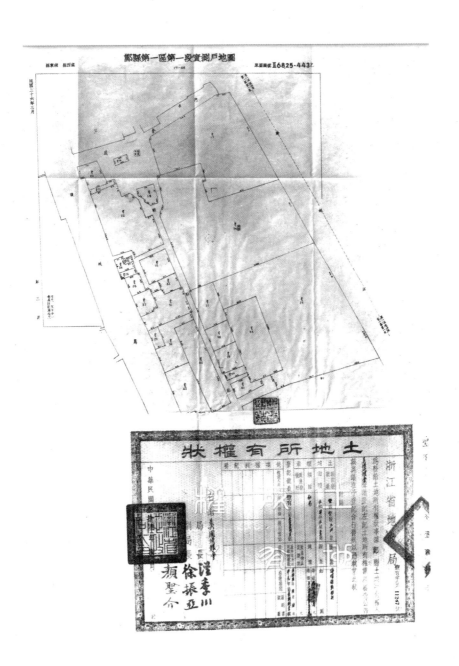

【释文】

土地所有权状

浙江省地政局（一有字第 11287 号）

　　为发给土地所有权状事，据鄞县土地所有权人美国浸礼会声称，登记左记土地所有权，业经审查公告无异议，准予登记，合行发状，以凭执业。此状。

　　计开：

<table>
<tr>
<td rowspan="6">土地标示</td>
<td>区段宗号数</td>
<td colspan="2">一区一段 34 宗</td>
<td colspan="2">坐落</td>
<td colspan="2">海曙镇战船街</td>
</tr>
<tr>
<td>面积</td>
<td colspan="2">五亩四分五厘一毫</td>
<td colspan="2">四至</td>
<td colspan="2">如图</td>
</tr>
<tr>
<td rowspan="2">类目</td>
<td rowspan="2" colspan="2">私宅</td>
<td rowspan="2">地价</td>
<td>每亩</td>
<td colspan="2">　　元</td>
</tr>
<tr>
<td>总额</td>
<td colspan="2">三千　　元</td>
</tr>
<tr>
<td>改良物情形</td>
<td colspan="2"></td>
<td colspan="2">改良物法定价值</td>
<td colspan="2">四千六百〇八万元</td>
</tr>
<tr>
<td>登记号数</td>
<td colspan="2">一有字第 11287 号</td>
<td colspan="2">收件年月日及收件号数</td>
<td colspan="2">三十六年六月□日，甲天字第 2887 号</td>
</tr>
<tr>
<td rowspan="5">他项权利纪要</td>
<td>权利人姓名</td>
<td>权利种类</td>
<td>权利价值</td>
<td>设定年月日</td>
<td>存续期间</td>
<td colspan="2">证明书号数</td>
</tr>
<tr><td></td><td></td><td></td><td></td><td></td><td colspan="2"></td></tr>
<tr><td></td><td></td><td></td><td></td><td></td><td colspan="2"></td></tr>
<tr><td></td><td></td><td></td><td></td><td></td><td colspan="2"></td></tr>
<tr><td></td><td></td><td></td><td></td><td></td><td colspan="2"></td></tr>
</table>

　　右给美国浸礼会

　　局长：从季川

　　副局长：徐振亚

　　鄞县地登记处主任：颜圣介

　　中华民国三十六年八月　日（印）浙江省地政局印

鄞县第一区第一段实测户地图

县东镇　县西镇　17—44　原图图号 II68.25—443 乙

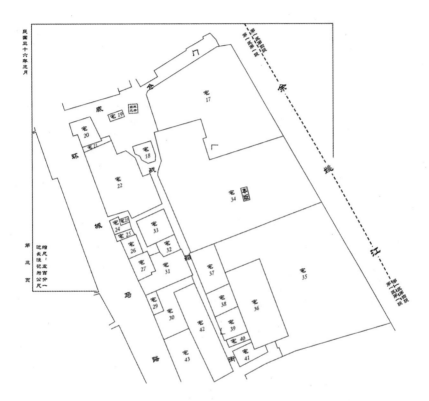

【说明】

（一）《土地所有权状》原纸上印有"土地所有权状"六字。

（二）《土地所有权状》与《鄞县第一区第一段实测户地图》粘接处钤印一方，印文为"浙江省地政局鄞县土地登记处"。

（三）《土地所有权状》右侧见一行骑缝字号"一有字第 11287 号"，已被截为半字，骑缝字号处钤印一方，仅残一半印文，据相关文献可知，其印文为"浙江省地政局印"。

（四）《土地所有权状》内"每亩""总额"栏目数字处钤印一方，印文模糊，未识。

宁波华美医院简章

一、门诊时间：平日上午九时半至十一时半，挂号时间至十一时止；产前检查时间：每星期三下午一时至三时；初诊纳号费二千元，复诊纳号费一千元。

二、星期日、例假日或在门诊时间外，就诊者须挂特别号，其号费初诊二万元，复诊一万元。

三、复诊不论平号特号，须随带复诊券，复诊券以本年度为有效。

四、就诊者不论平号特号，先须向号房挂号，依号次登记，静候就诊，不得喧挤。

五、就诊者须严守静肃，听从医师指示，不得任凭己意自作主张。

六、病人住院须经门诊手续，得本院医师许可，并须觅妥保证人，立具原书后方可进院，铺保以书柬图章为限，其应纳住院费如左：

特等病房：每日房膳费法币九万元。

头等病房：每日房膳费法币七万五千元。

二等病房：每日房膳费法币六万元。

三等病房：每日房膳费法币四万五千元。

普通病房：每日房膳费法币一万八千元。

陪人：每日膳宿费法币一万八千元。

七、药资、注射、包敷、麻药、材料消耗等医药费，按照纳费时时价贵贱酌收。

八、爱克司光镜查验费及化验费，每次各自二万元至三十万元。

九、平产接产费房间自十八万元至三十六万元，普通病房九万元至十八万元，婴儿看护费每日自四千元至八千元，产妇包敷料费每日自八千元至一万二千元。

十、手术及难产手术，其细则另订之。外科敷料费每日自八千元至一万二千元绷带费另加。

十一、病人进院时须预付房膳费半月，住满半月者应继续缴款，未满十日随意退院者，其住院费照十日计算，惟具有正当确实理由，经医师允可者不在此例。

十二、住房间病人随带陪人以一人为限，无论用膳与否，其膳宿费须一律照纳，房内除陪人外概不能留宿，遇有特别事故，经医师许可，留宿者须依照陪人纳费办理之。

十三、注射、照镜、手术以及材料消耗等费以先纳为原则，病人应于事先向主治医师询妥办理之。

十四、病家自备食物，须经本院医师或护士检验认可之。

十五、病家银币等物可交本院账房，衣物等可交护士暂收，否则遇有遗失，本院恕不负责。

十六、院内器物各自爱护，倘有损失，须照时价赔偿。

十七、探访病人每日上午九时半至十一时半，下午三时至五时，如有要事，须先通知护士转达医师许可之。

十八、病人出院须从早通知，主任护士转达医师签字，揭清账款后，方可出院。

十九、本院病人须遵守院规，照章纳费，保持清洁及院内秩序。

二十、本院不收容大麻疯、霍乱等传染病及神经病人，如住院中发现上述病人或不守规则，妨碍院内秩序及病人安宁者，本院得令其出院，并追缴其应纳款项。

中华民国三十六年九月一日本院修订

【说明】此文献现藏于宁波市档案馆，编号：306-1-32。

宁波华美医院手术及难产手术细则

一、病人就诊后，认有施行手术必要时，照本细则办理之。

二、凡病人自愿受手术治疗时，应先签具手术志愿书，并会同亲友或负责人共同签署之。

三、凡遇病人神志不清时，则由病人亲族或负责人代为负责签署手术志愿书。

四、医师手术费及手术室材料等费以先纳为原则，病人应于事先向主治医师询妥办理之。

五、手术费按病房等级及手术种类订定如下：

（一）大手术：特、头等，自二百万元至四百万元；二、三等，自一百万元至三百万元；普通，自五十万元至一百万元。

（二）小手术：特、头等，自五十万元至一百万元；二、三等，自三十万元至六十万元；普通，自二十万元至四十万元。

（三）门诊小手术：自五万元至十万元。

（四）输血手续费：自十万元至二十万元。

六、麻药、注射、包敷等费，按照本院简章第七条办理。

七、其余事项均依照本院简章办理。

中华民国三十六年九月一日本院修订

【说明】此文献现藏于宁波市档案馆，编号：306-1-32。

实习证明书（蔡梦痕）

证明书

查蔡梦痕，自民国十八年一月起，至二十年十二月止，在上开三年期内，在本院病理化验室实习，成绩优良，特此证明。

院长：丁立成
民国三十六年九月六日
宁波华美医院

【说明】此文献现藏于宁波市档案馆，编号：306-1-31。

服务证明书（张嘉道）

服务证明书

张嘉道，现年三十六岁，系浙江省天台县人，自民国廿四年一月一日起，至民国念（廿）八年十二月卅一日止，在上开五年期内任本院爱克司光技师，成绩优良，特给证书，以资证明。

院长：丁立成
中华民国三十六年九月十日
宁波华美医院

【说明】此文献现藏于宁波市档案馆，编号：306-1-31。

鄞县医师公会会员入会申请书（徐莲卿）

鄞县医师公会会员入会书

姓名	徐莲卿（已制卡）	年龄	32	性别	女	籍贯	浙江鄞县
出身	苏州卜熊医学校毕业						
经历	曾任奉化爱生医院产妇科医师，贵州湄潭卫生院产妇科医师及台湾省糖业试验医务股股长						
证书号数	医字第 139 号		开业地址		本城开明街 119 号		
通讯处	开明街 119 号						

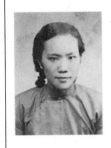

中华民国三十六年九月十二日

【说明】此文献现藏于宁波市档案馆，编号：旧 4-1-346。

医师证书（汤默思）

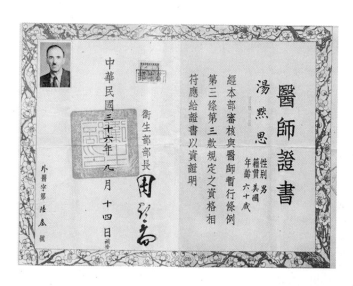

【释文】

医师证书

汤默思 Haroid Thomas，性别：男，籍贯：美国；年龄：六十岁，经本部审核，与医师暂行条例第三条第三款规定之资格相符，应给证书，以资证明。

卫生部部长：（印）周诒春

中华民国三十六年九月十四日补发（印）卫生部印

外医字第 63 号

【说明】

（一）此证书右侧见一行骑缝字号"外医字第六三号"，已被截为半字，骑缝字号处钤印一方，仅残一半印文，据相关文献可知，其印文为 卫生部印"。

（二）此证书贴面值五百元（500.00）"中华民国印花税票"一枚，印花上加盖"卫生部"蓝色方印一方。

（三）此证书贴汤默思正面免冠半身照。

（四）此证书钤二方圆形钢印，印文未识。

（五）此文献现藏于宁波市档案馆，编号：306-1-31。

宁波华美医院证明书（伍春源）

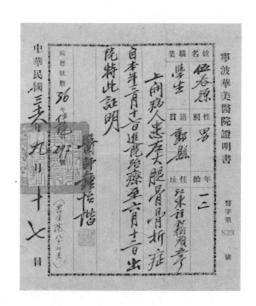

【释文】

宁波华美医院证明书　　医字第 839 号

姓名	伍春源	性别	男	年龄	12
职业	学生	籍贯	鄞县	住址	江东祥和衢头五号

上开病人患左大腿骨骨折症，自年三月十七日进院治疗，至六月十二日出院，特此证明。

医师：钟怡阶（印）钟怡阶印

病历号数　36 年住院　第 297 号（共住院八十七天）（印）宁波华美医院之钤记

中华民国三十六年九月十七日

【说明】 此文献现藏于上海医药博物馆（集团）。

服务证明书之一（张启华）

服务证明书

查张启华，现年四十五岁，浙江省杭县人，自民国十九年六月至民国二十年五月三十一日止，在上开一年期内任本院实习医师，成绩优良，特此证明。

院长：丁立成
中华民国三十六年九月廿五日
宁波华美医院

【说明】此文献现藏于宁波市档案馆，编号：306-1-31。

服务证明书之二（张启华）

服务证明书

查张启华，现年四十五岁，浙江省杭县人，自民国二十年六月一日起，至八月卅一日止，在本院任驻院医师，成绩优良，特此证明。

院长：丁立成

中华民国三十六年九月二十五日补

宁波华美医院

【说明】此文献现藏于宁波市档案馆，编号：306-1-31。

宁波华美医院鸟瞰

（陈仁荣）

在江潮滚滚长流的甬江滨，离宁波城区约有四五里路程的郊外，那里矗立着一个庞大的建筑物，它就是浙东最高医院，贫病者的福音所在，宁波华美医院了。院内有洋房四幢，进院门为门房，路畔植有绿树二枝，树作圆球形，葱绿浓郁。一块木块牌，直竖灌木前，左箭头所指为门诊室，右箭头所指为隔离病室。直向前进，在大门的墙边，浓绿的树藤紧紧地密生着，令人有宁静之感。楼下右为护士长室，左边为账房间，在院壁上用大理石刻写着三方石碑，要知该医院过来之历史，这里就是最可靠的资料，兹特详录于后，藉供参考。

"本院工作之肇始，乃由于一八四三年代表北美浸礼差会来甬之玛高温医士，医士本耶稣救世之大道，热心服务，救济贫病，历有年所。初赁佑圣观之一部以行医，继则就月湖书院，组织医科，以西方医师（术）训练本地有志医道之学子，〔一〕造成医士及药剂师之人才。此外，复周游全省，于各埠创设施〔诊〕处，〔二〕治疗疾病，尤专眼科。

玛医士精通中文，熟习经学，著书多种，享有盛名，美国政府且认为明了中国事务之泰斗，伟哉玛公，尽瘁中华，至死不息。

一八四七年，北美差会复派遣白系（保）罗医士来甬，〔三〕于本院旧址之男病室施诊，查其时仅有病床二十。嗣后以女病室之需求迫切，得当地士绅与麟道宪之赞助，于一八八〇年建造该病室之一部，并置备十床以容归女。白医士舍城市工作而外，后（复）至江口、溪口及沈家门施诊、布道，〔四〕下乡时，将医务悉委诸白夫人主持。

白医士善于交际，受诊医务之暇〔时〕与当地人士相往还，〔五〕今日大有功于本院建设之张让三先生，其一也。白医士辛勤劳苦，工作不暇（辍），〔六〕一八八九年困（因）病离甬调养，〔七〕差会遂以兰医士雅谷继其任。兰公就职后数年，鉴于病室之简陋，殚思竭虑，以求美备，遂将一九〇二年至一九一五年兼任海关医员所得之薪金，捐建本院旧址之男病房及手术室。

一九二〇年本院为顾全本邑病者之正当救护，乃有扩充之建议，惟以原有院址，背城面江，发展为难，兰医士乃另购城内空地一方。迨拆城筑路之议兴，本院又商得与市政筹备处之同意，〔八〕以筑马路一段为条件，订立正式条约，将城墙基地让作医院之用。

一九二三年一（至）一九二七年，〔九〕兰医士奔波东西，以本院新建筑之必要，与宁波各界人士相筹商，以兰公与任莘耕医士之热忱服务，深得各界之同情，资（佽）助者异常踊跃。〔一〇〕今日巍巍之大厦，乃得成之（立）焉，〔一一〕总计新院捐款〔全〕数为现银二十（念）九万九千九百六十二元〔二〕角五分云。〔一二〕

〔中〕〔华〕民国十九年、主后一九三〇〔年〕四月〔日〕，〔一三〕郭（鄞）悬（县）章师濂敬书。〔一四〕"

按兰医士为坎拿大人，毕业于美国密电根大学医科。在一九二〇年他的六十寿辰，他把所得寿金悉充购爱克司光之用，由此可见他对华美医院用心之苦了，易其名为"华美医院"，是表示与华人合作之意也。华美医院院务进展的情形，可以从下列的统计表中看出一个大概的状况。

民国三十二年度共计门诊病人 14622 人，住院病人 664 人。

民国三十三年度共计各科门诊病人 144883（14883）人，〔一五〕各科住院病人 1499 人。

民国三十四年度共计各科门诊病人 16185 人，各科住院病人 1497 人。

为了要使读者诸君更进一步明了该院三十五年受诊病人起见，特将统计表录之于下：

中华民国三十五年度住院传染病人统计表

病名	人数	病名	人数
肺结核	266	大叶肺炎	28
蛔虫病	164	钩虫病	22
梅毒	109	支气管肺炎	16
疟疾	60	阿米巴痢	15
伤寒	45	赤痢	12
其他结核	48	淋病	11
流行性脑膜炎	5	天花	8
回归热	4	鞭毛虫病	7
白喉	3	流行性感冒	7
百日咳	3	丹毒	2
嗜眼性脑炎	3	登格热	2
癫（？）疹	3	偻麻质丝热	2
破伤风	3	姜片虫	1
腮腺炎	2	猩红热	1
		总计	855 人
本年度共计门该（住院）病人[一六]		1695 人	

中华民国三十五年度门诊传染病人统计表

肺结核	2171	百日咳	179
疟疾	1402	赤痢	161
梅毒	740	大叶性肺炎	126
其他结核	375	伤寒	125
蛔虫病	336	阿米巴痢	102
支气管肺炎	262	流行性脑膜炎	29
淋病	239	白喉	71
偻麻质丝热	60	腮腺炎	14
水痘	2	丹毒	45
天花	13	回归热	1

续表

流行性感冒	36	嗜眠性脑炎	13
猩红热	1	鞭毛虫病	32
软性下疳	10	姜片虫	1
霍乱	29	破伤寒	8
肠吸血虫	1	麻疯	5
麻疯	5	婴儿脊髓角炎	1
疯狗病	16	鞭毛虫病	2
总计		6686 人	

本年度共计门诊病人 41006 人。从上列统计表中，我们可以看出该院病人求诊者，正逐年增进中，一个设备完全、医术驰名的医院对病患者是有它广大的需要。每逢星期日那天，汤院长、丁院长偕同全院医师巡视每一个病人，他（院长）会对你的病症、治疗的方法提出宝贵的意见，有时还会用纯熟的中国话问你"有没有痛"之类的话。关于医药员（费）方面：[一七]门诊为一千元，复诊五百元；特等病房房膳费为六万元，头等为五万元，二等为四万元，三等为三万元，普通房间为一万二千元；陪人房膳费亦为一万二千元。在目前，这种价格是并不能说为过贵的。

华美医院在宁波沦陷期间，曾一度易名为"华华医院"，盖所以适应当时之环境也。现任院长为汤默思博士，一位身材顾长、体魄魁梧之美国人。丁立成先生代表中国，为中国方面之院长，年纪已在五十开外了，戴上一副金丝边的眼镜，不长也不短的身材，头发已染上了霜。因院务的繁忙，随了岁月的迁移，他已是一位热心救世的长者了。他又是内科、小儿科主任。马医师是外科主任，如果初见面的话，总一定不会看出他已是五十多岁的人了，脸上丝毫找不出一点老态，流利的英语，三十余年的临床经验，温和体贴的态度，精湛的医学知识，一颗赤诚的圣心，在他健壮的双手下，不知救活了多少孤苦可怜贫病者。会不厌繁琐地一次二次地询问你痛在何处？有无难过，而给你以满意的结果。腾（滕）医师年纪骤看很年轻，[一八]可是总在三十岁左右吧！一口硬硼硼的宁波话，话说得不快，口音显然是一位温州籍，对病人态度也极温和与关怀。林医师是一位年轻的医师，[一九] 不纯粹的宁波话，口音很软，是位福建籍的医生，年青热诚，诊断病症，极尽详确之能事。至于其他尚有几位年老的和年轻的医生，有看门诊的，有看牙鼻眼科的，他们都是虚怀地研究医药学理，想尽方法，使病痛者早日恢复康健，在他们的生活过程中留下了不易腐杇的功绩，让缠卧床第者，重新获得了健康与幸福。还有值得一提的，是三位女医师，诊断病症之速，与夫处理态度之诚恳，实使身受其治疗者永远不忘。

院中现共有医师十三位，给人总括的印象是：温和地看治病人，富于同情心及人类互助的美德。院内附设护士学校（A Nurses Training School），其招生之资格为凡品行端正，经爱克司光肺部透射后认为无病，品性优良，初中毕业，年龄在十八岁以上三十岁以下之未婚女子。在这个教育温床摇篮里，不知培育出了多少优秀的看护人才，为服务社会，造福人群，发挥了潜伏着的本能。本院现有主任护士二十五位，她们的服饰是全身白的，多么纯洁的色彩呵！白鞋白袜，白帽上饰以一条黑边，资格在高中以上，三年毕业，即着此种服饰。次之为护士生，白帽蓝衣，尚在继续求学中，一面读书，一面实习，熔经验、学识于一炉，学以致用，三年的努力，即成主任护士。最少者为穿蓝衣，不戴白帽的实习生，他们服务期限还不满六个月，在此六个月期内为试读生。她们的课程，据一位小姐告诉我，也读英文、溶液论之类，一日只有二点钟的课程。实习生的职务是每日清晨替病人折被褥，换枕套，替不能下床的病患者擦洗背部，倒茶水，量温度等工作。其次，看护生的工作是：打针，替病人换换药，调调药水，分配药丸、药粉等事宜。主任护士，为督导看护生、实习生，指示工作方面种种之方法，每晨向每个病人询问病情，有无难过。温柔的抚问，予病人心理上莫大慰藉。主任护士中设护士长二人。夏季天气燠热，在天未黎明之前，这时晓风侵窗，值夜班的护士小姐，她会轻轻地把毯子覆盖在你的身上，使你不致受寒。在这许多痛苦无告的病人之前，护士们任劳任怨、不辞劳瘁的精神是令人钦佩的。据一位在院服务多年的先生告诉我说："因了华美医院所设立的护士学校，平素训练的严格，精细的技能，在毕业前夕往往会接到国内各医院争聘护士之信件。"一从这句话里，我们不难窥见该校学生素质之高与一般之评价了。

现在让我调转笔头来插写病房中指（外科病）一般的轮廓吧！他是一个十九岁在理发店做学徒的小伙子，在左边肚旁生了一块硬冰块，大约是盲肠炎之类，本拟开刀，后因以冰袋冰散，住院两星期即安然出院。第五床是一个十七岁的小孩子，小便时膀胱常要发痛，后以 X-Ray 透视后，发现内有黑块，以手术剖腹后，肚内是一块坚硬的石粒，历时月余，亦安然离院了。最可使人同情的，一个三十六岁的壮汉是做泥水匠的，因他正在木架上砌墙时，偶一不慎，木架与人同时堕地，竟沉卧床上达二月之久，今伤处虽愈，然出院后仍须静养，一时不能工作。还有一个六十七岁的老农夫，双鬓霜白，以左脚内第二脚指骨部腐蚀，看了他从割症间出来时的面色，麻醉剂熏到后未醒时呻吟叹息之声，令人凄然于生病之痛苦。其时老妻目睹此境，眼泪辄潸潸而下。十一号是一个二十五岁的青年，因了贪图一时的便利搭乘过路客车，不幸车行过速，不及煞车，致车与墙撞，其人不幸夹于车子与墙壁之间。当即血出如注，血从小便中流出，颈骨既断，两腿亦伤，膀胱轧偏，小便竟从肚中流出。病床上以引磅沙袋吊悬其上以接骨部，肚内水涨，小便不能畅流时，他常狂喊，宛如杀猪一般。这种啼笑皆非的创伤，使身受者太可悲了。十六号是一个嵊县人，数月前脚部常发冷，因了脚上血管变黑，以致把两脚都用手术割去，人只成了半截。三十六岁正是事业发展的年头，不幸羁此恶疾，使人看了怪可怜的。在病房里充满着苦恼、长叹、欷嘘的声浪，从每一个人面带菜色的脸上、忧郁的眼光里，透露了人生的困厄、烦恼与灾难呵！

华美医院临近江畔，病房外遍植了乔木、绿树，红花闲草，悠长的蝉声，轻歌的鸟语，环境是够幽闲的。因了院中的医师们及护士们，都是上帝的女儿们：虔诚的耶稣教徒。当黄昏影里，晚祷的歌声起来时，这时你的病若是尚可自由散步的话，不妨迎着习习江风，看江边远山，远眺变幻的奇云，和倦鸟归林时的召唤，静聆从绿树丛中传出来的颂赞诗，使你会忘了你是一个来此养病的病人，而增加你对"人生"依恋的情趣，因了他的治疗平民化，所以有许多病人，正在静静治疗中，但愿他们早日恢复康健，在人生的道路上重迈开康健的步伐。

三十六年九月二十八日病房中

陈仁荣

【说明】

（一）上述报道援引华美医院内一块石碑文，此碑文释文参见本书 1930 年档案《华美医院历史》。此处以碑文校记之，以供参考。

（二）上述报道刊载于《宁绍新报》1947 年第 16 期。

【校记与考释】

〔一〕"师"，据《华美医院历史》校作"术"。

〔二〕"诊"，据《华美医院历史》补。

〔三〕"系"，据《华美医院历史》校作"白"。

〔四〕"后"，据《华美医院历史》校作"复"。

〔五〕"受诊"，衍文，据《华美医院历史》当删；"时"，据《华美医院历史》补。

〔六〕"暇"，据《华美医院历史》校作"辍"。

〔七〕"困"，据《华美医院历史》校作"因"。

〔八〕"与"，衍文，据《华美医院历史》当删。

〔九〕"一"，据《华美医院历史》校作"至"。

〔一〇〕"资"，据《华美医院历史》校作"伙"。

〔一一〕"之"，据《华美医院历史》校作"立"。

〔一二〕"全"，据《华美医院历史》补；"二十"，据《华美医院历史》校作"念"；第一个"二"，衍文，据《华美医院历史》当删；第二个"二"，据《华美医院历史》补。

〔一三〕"中""华""年""日"，据《华美医院历史》补。

〔一四〕"郭"，据《华美医院历史》校作"鄞"；"悬"，据《华美医院历史》校作"县"。

〔一五〕"144883"，据本院1946年英文档案《华美医院董事会会议记录（1946）》（宁波市档案馆，编号：306-1-29）校作"14883"。

〔一六〕"门该"，据本院1947年英文档案《华美医院董事会会议记录（1947.3.13）》（宁波市档案馆，编号：306-1-30）校作"住院"。

〔一七〕"员"，据文义校作"费"。

〔一八〕"腾"，据文义校作"滕"；"滕医师"，滕国榕，下同，不另出校。

〔一九〕"林医师"，林秉权，下同，不另出校。

服务证明书（庄曼罗）

服务证明书

查庄曼罗，现年二十二岁，系浙江省镇海县人，自民国三十六年二月一日起，至本年九月三十日止，在上开八月期内任本院实习助产士，成绩优良，特此证明。

华美医院院长：丁立成

三十六年十月一日给

宁波华华医院

【说明】此文献现藏于宁波市档案馆，编号：306-1-31。

宁波防痨委员会筹备会议记录（1947.10.4）

宁波防痨委员会筹备会议记录

时间：三六年十月四日下午七时。

地点：青年会西餐部。

出席者：周大烈、倪德昭、王文翰、金臻庠、朱鬻卿、汤默思、曹素月、吴元章、李子坚、李友聪、陈如馨、陈佑华、丁立成、夏禹铭、汪时章。

主席：吴元章。

甲、报告事项：略。

〔乙〕、〔讨〕〔论〕〔事〕〔项〕[一]

1. 宁波要否成立防痨会。决议：认为有成立之必要。

2. 确立名称案。决议：定名为宁波防痨委员会。

3. 确定会址案。决议：暂时附设于宁波传染病院内。

4. 推定常务委员案。决议：推王文翰、周大烈、俞佐宸、陈如馨、李子坚、李友聪、吴元章、丁立成、汪时章九人为常务委员，并由常委互推王文翰为主任委员，下设总务、经济、宣传、技术四股。

5. 推定各股入选案。决议：总务股：陈如馨、李友聪；经济股：周大烈、俞佐宸；宣传股：金臻庠、吴元章；技术股：丁立成、汪时章。

丙、散会

主席：吴元章

记录：周志刚

【校记】

〔一〕"乙、讨论事项"，据文义及相关文献补。

【说明】此文献现藏于宁波市档案馆，编号：306-1-32。

华美医院院务会议记录（1947.10.11）

华美医院 36 年度第 4 次院务会议记录

日期：十月十一日。

时间：下午七时半。

地点：图书室。

出席者：丁、汤、董、朱、韩、郁、何。

列席：钟、夏、马。

一、由郁先生祈祷。

二、讨论事项：

丁院长提，旬日来物价上涨几近一倍，本院费应如何调整案。议决：自十月十六日加五成左右，各费如下：特等 140000 元，头等 110000 元，二等 90000 元，三等 70000 元，普通 30000 元，陪人 30000 元；化验照镜 30000 元至 500000 元；平产房间 250000 元至 500000 元，普通 150000 元至 250000 元；婴儿费 5000 元至 10000 元；敷料 10000 元至 15000 元；手术费照前加五成。

散会。

【说明】此文献现藏于宁波市档案馆，编号：306-1-14，因混淆民国纪年与公元纪年而误编入 1936 年卷宗。

华美护校校董会议程（1947.10.14）

宁波私立华美高级护士职业学校校董会议程

卅六年十月十四日

一、祈祷开会

二、选举本会职员

1. 主席

2. 书记

3. 常务委员

二、报告

1. 报告校务概况。

2. 会计报告。

三、讨论事项

1. 本校校舍不敷容纳，拟添建校舍，应如何设法筹划经费，请公决案。

2. 拟请重行订立校董会章程，请公议案。

3. 拟请调整师资，力事进修，并如何筹划教职员福利事业，请公决案。

四、临时动议

五、散会

【说明】此文献现藏于宁波市档案馆，编号：306-1-32。

华美护校报告事项

报告事项

一、本校曾在抗战前呈请备案，于廿五年六月十七日奉教育厅训令教育部核准在案。抗战时期自甬城陷落后，在医院掩护之下敛声匿迹，继续科程，故未经伪方发觉方得免于接触，自省府复员后，本院当经呈报省教育厅备案，卅五年二月八日奉到教育厅指令（章字第 1050 号）准予恢复。有案此，本校对于教育管辖机关应办手续之经过情形也。

二、校务概况

1. 学级编列：三级，试读 6 个月，肄业 3 年。

2. 教职员人数：教员 10 人，职员 1 人，内专任 4 人，兼任 7 人。

3. 学生人数：

三年级 7 人；

二年级 7 人；

一年级：秋季班 7 人；春季班 12 人；

试读生 26 人；

合计 59 人。

4. 课程及训导

本校一应课程，悉依照部颁课程标准实施之。

学理与实习并重，注重学生个性与操行，并期贯彻护士伦理。

5. 课外活动及灵修工作

课外活动有各类球类运动，学生自治会宜举行演讲、音乐、学术等比赛。

灵修工作有圣经课，每星期一次，参加医院例行礼拜，每星期三次。又查学生 59 人中，有基督徒 39 人，慕道友人 8 人。

6. 本校全体毕业生总人数

本校自民国十四年开办迄今，卅五年度第二学期止，计 23 届，总计毕业生 186 名，所有毕业生尚为各大医院所乐予聘用，故足迹遍全国各地，毕业生均为基督徒。

7.学生会考举办之演变与过去情形

本校学生会考事项向由中国护士学会举办有年，凡会考及格者，发给证书，手续简便。迨至卅五年第二学期，奉省教育厅训令，奉教育部令，单独举办全国护生会考，仰遵照办理等。因本校奉经遵令参加会考，结果成绩颇佳，嗣奉教育厅嘉奖，谓本校成绩为全省冠，惟嗣后凡会考事宜，皆归教育部迳转教〔育〕厅办理。^{〔一〕}

8.本校列为本省优良职业学校之一

查本校，业经教育厅之检定，为本省全省优良职业学校六校中之一校，将获得蒋委员长拨发全国优良职业学校之奖励金。

9.伪校毕业生学籍问题之处置

查本校，在甬城沦陷期内招收新生，为就地取才之便，系伪校毕业生居多数，至教育厅颁布甄审办法时，因故未克如期参加，遂致毕业时学籍俱成问题。爰于今年一再设法，再四具呈请求，费九牛二虎之力，招得获圆满解决，准予先补甄别试验，再补办学历手续之结果。

10.校务会议

本校校务会议每月举行一次，讨论校务应兴应革事宜。每星期四并举行全体毕业护士讨论会，商讨院内病室改良工作事项，期收实习之宏效。

11.文书收发数字

本校卅五年度收发文件数如下：

收文 229 件，发文 342 件。

民国卅六年十月十四日

【校记】

〔一〕"育"，据文义补。

【说明】此文献现藏于宁波市档案馆，编号：306-1-32。

学习证明书（罗瑞甫）

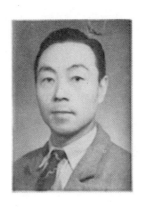

证明书

查罗瑞甫，现年四十三岁，系浙江省鄞县人，自民国十三年三月起，至十五年四月止，于上开二年期内，在本院药剂室学习，是实，特此证明。

院长：丁立成

中华民国三十六年十月卅一日补给

宁波华美医院

【说明】

（一）此证明书贴罗瑞甫正面免冠半身照，照片下方钤椭圆形浅紫印，印文为"Hwa Mei Hospital, Ningpo, China 宁波华美医院"。

（二）此文献现藏于宁波市档案馆，编号：306–1–31。

服务证明书（滕国榕）

服务证明书

滕国榕，现年卅一岁，系浙江省永嘉县人，自民国卅四年十月起，至卅六年十月止，在上开二年期内任本院驻院医师，成绩优良，特此证明。

院长：丁立成

三十六年十月三十一日

宁波华美医院

【说明】此文献现藏于宁波市档案馆，编号：306-1-31。

华美医院购到心脏检查器

本埠华美医院最近以美金一千元，向美国购到心脏检查器一具，式样新颖，用干电发动，各种心脏病，凡听诊器所不能查听清楚者，该器均能将心脏跳动情形明显指出。用时病者手执两边电线，该器即能呈现波浪起伏之心脏跳动情形，使用至为便利。

【说明】上述报道刊载于《大报》1947 年 11 月 5 日。

服务证明书（张成志）

证明书

　　查张成志，现年四十六岁，系浙江省鄞县人，自民国三十一年二月起，至三十六年十月止，于上开五年八个月期内，在本院医务部服务，成绩优良，特此证明如右。

院长：丁立成

中华民国三十六年十一月七日

宁波华美医院

【说明】此文献现藏于宁波市档案馆，编号：306–1–31。

宁波邬全顺营造厂邬汉兴收到华美医院新院东西两翼第四层等工程费收据（1947.11.8）

宁波邬全顺木厂

Wu Chuang Shun Architect Factory Ningpo

聘请工程专家　　　　　　住址：白沙路七十号　　　　承造房屋桥梁
代客绘图设计　　　　　　电话：八百五十四号　　　　一切建筑工程

厂址：首善路一号

业主：　　　　　　　工程：　　　　　　　年　月　日

估价单第　号

今收到华美医院建筑费三千万元正，其增加工程言明揭算为四千八百万元正，以后照下列各项办法完工，无其他增加费用，连前账所有余款共为三千八百万元，〔一〕待两厢房一切油漆刷白完工做全时，付一千八百万元，尚余二千万元，待后翻轩完全做全领取之。办法如下：

1. 左厢房之做法，与右厢房同。
2. 右厢房之做法，泥瞒、木料、油漆及五架梁大料必须完工做成。
3. 后翻轩照详细条例及图样做全。〔二〕

民国三十六年十一月八日

收条（印）邬汉兴

【校记】

〔一〕"共"字系补入，钤印一方，印文为"邬汉兴"。

〔二〕"翻"字有涂改，钤印一方，印文为"邬汉兴"。

【说明】此文献现藏于宁波市档案馆，编号：306-1-32。

中华基督教浙沪浸礼议会执行委员会
常务委员会记录（1947.11.18—19）

议会执行委员会常会记录

日期：三十六年十一月十八至十九日

会场：杭州中正街议会办事处

……

讨论事项：

……

（三）关于布道人员者

……

47157：华美医院聘任布道人员案。宁波华美医院聘任吴信培君为该院传道人员，记录备查。

……

（五）关于医药事宜者

47170：议会医院附设之高级护士职业学校向政府备案案。决议：按照部规定办理之。

……

47172：追认宁波华美医院修盖屋顶。

（六）关于经济事宜者

……

47183：为便于办事起见，委派下列人员为各区之修建委员：

1. 宁区：丁立成、沈贻芗、钟世贵、汤默思。

……

（七）关于产业事宜者

……

47209：各区产业整理委员案。公推：

……

宁区：汤默思、何承忠、吴志新。

……

（八）关于百周年纪念者

47212：1948 年大会与华东浸礼支差会百周年纪念同时举行，按照常委之建议，决定：

1. 日期于一九四八年四月十七日至二十一日。

……

47214：庆祝鲍总干事服务议会廿五周纪念案。准与百周纪念大会同时举行，并推沈贻芗、丁立成、汤默思、海维玲、戚伟音为筹备委员，由沈女士召集之。

……

（九）关于训练事宜者

……

47217：资送工作人员赴美深造案。于一九四八年除丁立成、陈维新外，介绍下列人员赴美深造……

【说明】上述记录刊载于《普福钟》1947 年 12 月 15 日；《普福钟》1948 年 1 月 15 日（复刊第 3 卷第 1 期）。

宁波邬全顺营造厂邬汉兴收到华美医院新院东西两翼第四层等工程费收据（1947.12.1）

宁波邬全顺木厂

Wu Chuang Shun Architect Factory Ningpo

聘请工程专家

代客绘图设计

住址：白沙路七十号

电话：八百五十四号

厂址：首善路一号

承造房屋桥梁

一切建筑工程

年　月　日

业主：　　　　　　　工程：

估价单第　号

今收到华美医院建筑费，国币二千万元正。

民国卅六年十二月一日全顺厂收条（印）邬汉兴

【说明】此文献现藏于宁波市档案馆，编号：306-1-32。

中华基督教浙沪浸礼议会事工纪要（1947.12）

议会事工纪要

......

宁绍区举行年会

本会宁波区区议会于十一月十一日至十四日假甬江女中学举行年会，出席各教会代表等五十余人，推钟世贵牧师为主席，祝宝庆牧师主领灵修，并请鲍哲庆博士、邬福安牧师、丁立成医师、吴志新牧师、俞国桢校长作专题演讲，及听取有关学校、医院报告，收获甚丰。

......

【说明】上述纪要刊载于《普福钟》1947 年 12 月 15 日。

中华基督教浙沪浸礼议会医院近况（1947.12）

议会医院近况

华美

宁波华美医院以院舍宽广、幽静，设备完善，在甬地素负盛誉。该院为病人增加，病房不敷分配，近复添盖第四层楼以资应用。并为加强宗教工作起见，已聘请吴兴（信）培君为布道员，[一]引人归主。该院院长丁立成医师已赴北平协和医院，被邀参加防疫研究会，在平小有勾留云。

……

【校记】

〔一〕"兴"，据相关文献校作"信"。

【说明】上述报道刊载于《普福钟》1947 年 12 月 15 日。

宁波邬全顺营造厂收到华美医院新院东西两翼第四层等工程费收据（1947.12.31）

宁波邬全顺木厂

Wu Chuang Shun Architect Factory Ningpo

聘请工程专家
代客绘图设计

住址：白沙路七十号

电话：八百五十四号

厂址：首善路一号

承造房屋桥梁
一切建筑工程

业主：

工程：

年　月　日
估价单第　号

今收到华美医院改建四层建筑费一千万元正。

民国三十六年十二月卅一日

（印）邬全顺营造厂

收条

【说明】此文献现藏于宁波市档案馆，编号：306-1-32。

华美医院薪俸津贴膳金报告表（1947年12月份）

		姓名	底数	薪金及津贴	生活津贴	小计	膳金	总计	备考
医务部	1	丁立成	250.00	7000000.00	1140000.00	8140000.00	438000.00	8578000.00	
	2	夏禹铭	200.00	5600000.00	1140000.00	6740000.00	438000.00	7178000.00	
	3	马友芳	170.00	4760000.00	1140000.00	5900000.00	438000.00	6338000.00	
	4	刘贤良	160.00	4480000.00	1140000.00	5620000.00	438000.00	6058000.00	
	5	钟怡阶	130.00	3640000.00	1140000.00	4780000.00	547500.00	5327500.00	
	6	刁国芳	100.00	2800000.00	1140000.00	3940000.00	438000.00	4378000.00	
	7	林秉权	100.00	2800000.00	1140000.00	3940000.00	438000.00	4378000.00	
	8	曹素月	100.00	2800000.00	1140000.00	3940000.00	438000.00	4378000.00	
	9	俞佩英	50.00	1400000.00	1140000.00	2540000.00	547500.00	3087500.00	
	10	齐伊耕	50.00	1400000.00	1140000.00	2540000.00	547500.00	3087500.00	
	11	张成志	65.00	1820000.00	1140000.00	2960000.00	438000.00	3398000.00	
	12	蒋其炳	36.00	1008000.00	1140000.00	2148000.00	547500.00	2695500.00	
	13	李志良	35.00	980000.00	1140000.00	2120000.00	547500.00	2667500.00	

续表

	姓名	底数	薪金及津贴	生活津贴	小计	膳金	总计	备考
14	许国芳	50.00	1400000.00	1140000.00	2540000.00	547500.00	3087500.00	
15	陈信德	30.00	840000.00	1140000.00	1980000.00	547500.00	2527500.00	
16	丁润训	25.00	700000.00	1140000.00	1840000.00	547500.00	2387500.00	
17	朱旭东	55.00	1540000.00	1140000.00	2680000.00	547500.00	3227500.00	
18	李乃绫	45.00	1260000.00	1140000.00	2400000.00	547500.00	2947500.00	
19	王恩美	40.00	1120000.00	1140000.00	2260000.00	547500.00	2807500.00	
20	马丽雅	40.00	1120000.00	1140000.00	2260000.00	547500.00	2807500.00	
21	倪素俊	30.00	840000.00	1140000.00	1980000.00	547500.00	2527500.00	
22	李秀卿	30.00	840000.00	1140000.00	1980000.00	547500.00	2527500.00	
23	杨霞津[一]	30.00	840000.00	1140000.00	1980000.00	547500.00	2527500.00	
24	马决觉	25.00	700000.00	1140000.00	1840000.00	547500.00	2387500.00	
25	张荷莲	25.00	700000.00	1140000.00	1840000.00	547500.00	2387500.00	
26	王桂卿	25.00	700000.00	1140000.00	1840000.00	547500.00	2387500.00	
27	陈亚星	25.00	700000.00	1140000.00	1840000.00	547500.00	2387500.00	
28	王缦兮	20.00	560000.00	1140000.00	1700000.00	547500.00	2247500.00	
29	郭秋霞	20.00	560000.00	1140000.00	1700000.00	547500.00	2247500.00	

医务部

续表

	序号	姓名	底数	薪金及津贴	生活津贴	小计	膳金	总计	备考
	30	葛元华	20.00	560000.00	1140000.00	1700000.00	547500.00	2247500.00	
	31	丁启范	20.00	560000.00	1140000.00	1700000.00	547500.00	2247500.00	
	32	俞恩良		200000.00		200000.00	547500.00	747500.00	
	33	叶灵惠		140000.00		140000.00	547500.00	687500.00	
	34	江贤祺		140000.00		140000.00	547500.00	687500.00	
	35	范秀云					547500.00	547500.00	
医务部	36	孙蔷林					547500.00	547500.00	
	37	王秀英					547500.00	547500.00	
	38	王鸣					547500.00	547500.00	
	39	童遐灵（龄）					547500.00	547500.00	
	40	蒋克照					547500.00	547500.00	
	41	刘菊琴					547500.00	547500.00	
	42	何秀（绣）章[二]					547500.00	547500.00	
	43	柴志美					547500.00	547500.00	
	44	赵文英					547500.00	547500.00	
	45	唐青华					547500.00	547500.00	

续表

	姓名	底数	薪金及津贴	生活津贴	小计	膳金	总计	备考
46	胡嘉荷					547500.00	547500.00	
47	袁芳梅					547500.00	547500.00	
48	蒲蒙银					547500.00	547500.00	
49	郑海声					547500.00	547500.00	
50	张瑾吟					547500.00	547500.00	
51	陈美壹					547500.00	547500.00	
52	李亦芬（芳）					547500.00	547500.00	
53	陈文珍					547500.00	547500.00	
54	罗佩娟					547500.00	547500.00	
55	陈裴（斐）[三]					547500.00	547500.00	
56	刘靖为					547500.00	547500.00	
57	戴吟霞					547500.00	547500.00	
58	张文慈					547500.00	547500.00	
59	谭萍					547500.00	547500.00	
60	邱瑞娣[四]					547500.00	547500.00	
61	赵华珍					547500.00	547500.00	

医务部

续表

	姓名	底数	薪金及津贴	生活津贴	小计	膳金	总计	备考
62	陈盈德					547500.00	547500.00	
63	徐师表					547500.00	547500.00	
64	吴心（沁）如					547500.00	547500.00	
65	郏丽铭					547500.00	547500.00	
66	虞维安					547500.00	547500.00	
67	朱谷荣（莹）[五]					547500.00	547500.00	
68	吴秀清					547500.00	547500.00	
69	孙蕙畦（？）[六]					547500.00	547500.00	
70	李若容					547500.00	547500.00	
71	郁清芬					547500.00	547500.00	
72	郁清华					547500.00	547500.00	
73	忿贵娥					547500.00	547500.00	
74	茅云芳[七]					547500.00	547500.00	
75	俞婉文					547500.00	547500.00	
76	陆佐任					547500.00	547500.00	

医务部

续表

序号	姓名	底数	薪金及津贴	生活津贴	小计	膳金	总计	备考
77	徐　洛					547500.00	547500.00	
78	徐翔云					547500.00	547500.00	
79	陈茂溯					547500.00	547500.00	
80	陈梅卿					547500.00	547500.00	
81	高兆佳					547500.00	547500.00	
82	戚霞卿					547500.00	547500.00	
83	虞信安					547500.00	547500.00	
84	杨培其（八）					547500.00	547500.00	
85	戴挺美（九）					547500.00	547500.00	
86	魏凌云					547500.00	547500.00	
87	谭文娟					547500.00	547500.00	
88	杨丽华					547500.00	547500.00	
89	陈毓英（一〇）					547500.00	547500.00	
医务部		2001.00	56508000.00	35340000.00	91848000.00	47851500.00	139699500.00	

续表

	姓名	底数	薪金及津贴	生活津贴	小计	膳金	总计	备考
1	奚大根	10.00	290000.00	608000.00	898000.00	547500.00	1445500.00	
2	张蒙生（笙）	10.00	290000.00	608000.00	898000.00	547500.00	1445500.00	
3	戴顺昌	10.00	290000.00	608000.00	898000.00	547500.00	1445500.00	
4	奚大炳	10.00	290000.00	608000.00	898000.00	547500.00	1445500.00	
5	吕道绵	10.00	290000.00	608000.00	898000.00	547500.00	1445500.00	
6	刘阿三	10.00	290000.00	608000.00	898000.00	547500.00	1445500.00	
7	童良松	10.00	290000.00	608000.00	898000.00	547500.00	1445500.00	
8	高孝奎	10.00	290000.00	608000.00	898000.00	547500.00	1445500.00	
9	林定甫	10.00	290000.00	608000.00	898000.00	547500.00	1445500.00	
10	任愿（元）恩	10.00	290000.00	608000.00	898000.00	547500.00	1445500.00	
11	郁宏生	10.00	290000.00	608000.00	898000.00	547500.00	1445500.00	
12	卢殿臣	10.00	290000.00	608000.00	898000.00	547500.00	1445500.00	
13	童阿贵	10.00	290000.00	608000.00	898000.00	547500.00	1445500.00	
14	竺甫川	10.00	290000.00	608000.00	898000.00	547500.00	1445500.00	
15	刘桂仙	5.00	145000.00	608000.00	753000.00	547500.00	1300500.00	
16	张楼氏	5.00	145000.00	608000.00	753000.00	547500.00	1300500.00	

工作部

续表

		姓名	底数	薪金及津贴	生活津贴	小计	膳金	总计	备考
工作部	17	邹阿翠	5.00	145000.00	608000.00	753000.00	547500.00	1300500.00	
	18	滕金凤	5.00	145000.00	608000.00	753000.00	547500.00	1300500.00	
	19	谢滕氏	5.00	145000.00	608000.00	753000.00	547500.00	1300500.00	
			165.00	4785000.00	11552000.00	16337000.00	10402500.00	26739500.00	
洗衣作	1	郁延（贤）庆（卿）	13.50	391500.00	608000.00	999500.00	547500.00	1547000.00	
	2	朱阿狗	12.00	348000.00	608000.00	956000.00	547500.00	1503500.00	
	3	葛福卿[一一]	12.00	348000.00	608000.00	956000.00	547500.00	1503500.00	
	4	唐宝林	12.00	348000.00	608000.00	956000.00	547500.00	1503500.00	
			49.50	1435500.00	2432000.00	3867500.00	2190000.00	6057500.00	
管理部	1	何承宗	75.00	2100000.00	1140000.00	3240000.00	547500.00	3787500.00	
	2	沈屏侯	50.00	1400000.00	1140000.00	2540000.00	547500.00	3087500.00	
	3	洪兆藩	40.00	1120000.00	1140000.00	2260000.00	438000.00	2698000.00	
	4	胡叔云	40.00	1120000.00	1140000.00	2260000.00	547600.00	2807600.00	
	5	陶德生	25.00	700000.00	1140000.00	1840000.00	547500.00	2387500.00	
	6	白女士	40.00	1120000.00	1140000.00	2260000.00	438000.00	2698000.00	
			270.00	7560000.00	6840000.00	14400000.00	3066000.00	17466000.00	

续表

	姓名	底数	薪金及津贴	生活津贴	小计	膳金	总计	备考
修理部 1	郁云卿	90.00	2520000.00	1140000.00	3660000.00	547500.00	4207500.00	
2	卢绪孝	30.00	870000.00	608000.00	1478000.00	547500.00	2025500.00	
3	卢绪申	27.00	783000.00	608000.00	1391000.00	547500.00	1938500.00	
		147.00	4173000.00	2356000.00	6529000.00	1642500.00	8171500.00	
公益部 1	吴信培	60.00	1680000.00	1140000.00	2820000.00	438000.00	3258000.00	
2	董秀云	50.00	1400000.00	1140000.00	2540000.00	547500.00	3087500.00	
3	严漆	60.00	1680000.00	1140000.00	2820000.00	547500.00	3367500.00	
4	陈洛意	30.00	840000.00	1140000.00	1980000.00	547500.00	2527500.00	
		200.00	5600000.00	4560000.00	10160000.00	2080500.00	12240500.00	
厨房 1	刘秀凤	40.00	1120000.00	1140000.00	2260000.00	547500.00	2807500.00	
2	冯岳琴	12.00	348000.00	608000.00	956000.00	547500.00	1503500.00	
3	陈云棠	12.00	348000.00	608000.00	956000.00	547500.00	1503500.00	
4	吕孔亮	12.00	348000.00	608000.00	956000.00	547500.00	1503500.00	
5	胡纪立	10.00	290000.00	608000.00	898000.00	547500.00	1445500.00	
6	金荣章	10.00	290000.00	608000.00	898000.00	547500.00	1445500.00	
7	卢传玉	10.00	290000.00	608000.00	898000.00	547500.00	1445500.00	

续表

		姓名	底数	薪金及津贴	生活津贴	小计	膳金	总计	备考
厨房	8	陆四海	10.00	290000.00	608000.00	898000.00	547500.00	1445500.00	
			116.00	3324000.00	5396000.00	8720000.00	4380000.00	13100000.00	
护士学校	1	王秀霞	45.00	1260000.00	1140000.00	2400000.00	547500.00	2947500.00	
	2	彭琼珠	40.00	1120000.00	1140000.00	2260000.00	547500.00	2807500.00	
	3	张冰梅	30.00	840000.00	1140000.00	1980000.00	547500.00	2527500.00	
	4	马焕英	30.00	840000.00	1140000.00	1980000.00	547500.00	2527500.00	
	5	姜文涛		400000.00		400000.00		400000.00	
			145.00	4460000.00	4560000.00	9020000.00	2190000.00	11210000.00	
短工	1	蔡同坤	40.00	1160000.00	608000.00	1768000.00	547500.00	2315500.00	
	2	陈菊棠	12.00	348000.00	608000.00	956000.00	547500.00	1503500.00	
	3	朱华成	10.00	290000.00	608000.00	898000.00	547500.00	1445500.00	
	4	张文忠	10.00	290000.00	608000.00	898000.00	547500.00	1445500.00	
	5	姚阿仁	10.00	290000.00	608000.00	898000.00	547500.00	1445500.00	
	6	朱全元	10.00	290000.00	608000.00	898000.00	547500.00	1445500.00	
	7	胡定宝	10.00	290000.00	608000.00	898000.00	547500.00	1445500.00	
	8	黎贵祥	10.00	290000.00	608000.00	898000.00	547500.00	1445500.00	

续表

	姓名	底教	薪金及津贴	生活津贴	小计	膳金	总计	备考
9	李小毛	10.00	290000.00	608000.00	898000.00	547500.00	1445500.00	
10	蔡富鹤	10.00	290000.00	608000.00	898000.00	547500.00	1445500.00	
11	董静秋	10.00	290000.00	608000.00	898000.00	547500.00	1445500.00	
12	虞阿表	10.00	290000.00	608000.00	898000.00	547500.00	1445500.00	
13	戴德茂	10.00	290000.00	608000.00	898000.00	547500.00	1445500.00	
14	胡全桂	10.00	290000.00	608000.00	898000.00	547500.00	1445500.00	
15	邵桂松	10.00	290000.00	608000.00	898000.00	547500.00	1445500.00	
16	陈多加	6.00	174000.00	608000.00	782000.00	547500.00	1329500.00	
17	冯阿凤	5.00	145000.00	608000.00	753000.00	547500.00	1300500.00	
18	竺小毛	5.00	145000.00	608000.00	753000.00	547500.00	1300500.00	
19	滕阿花	5.00	145000.00	608000.00	753000.00	547500.00	1300500.00	
20	王爱玉	5.00	145000.00	608000.00	753000.00	547500.00	1300500.00	
21	陈蔡氏					547500.00	547500.00	
22	俞定					547500.00	547500.00	
	医务部	208.00	6032000.00	12160000.00	18192000.00	12045000.00	30237000.00	
总计		2001.00	56508000.00	35340000.00	91848000.00	47851500.00	139699500.00	

续表

姓名	底数	薪金及津贴	生活津贴	小计	膳金	总计	备考
工作部	165.00	4785000.00	11552000.00	16337000.00	10402500.00	26739500.00	
洗衣作	49.50	1435500.00	2432000.00	3867500.00	2190000.00	6057500.00	
管理部	270.00	7560000.00	6840000.00	14400000.00	3066000.00	17466000.00	
修理部	147.00	4173000.00	2356000.00	6529000.00	1642500.00	8171500.00	
公益部	200.00	5600000.00	4560000.00	10160000.00	2080500.00	12240500.00	
护士学校	145.00	4460000.00	4560000.00	9020000.00	2190000.00	11210000.00	
	1977.50	84521500.00	67640000.00	15216150.00	6942300.00	21158450.00	
短工	208.00	6032000.00	12160000.00	18192000.00	12045000.00	30237000.00	
夜班蛋					324000.00	324000.00	
开刀间及半夜班					482400.00	482400.00	
总计	2185.50	90553500.00	79800000.00	170353500.00	82274400.00	252627900.00	

合计：　　　　覆核员：　　制表员：（印）胡叔云

【校 记】

〔一〕"杨霞萍"，亦见写作"杨霞苹"，以上诸名均指同一人，下同，不另出校。

〔二〕"秀"，据相关文献校作"绣"，下同，不另出校。

〔三〕"裴"，据相关文献校作"斐"，下同，不另出校。

〔四〕"邱瑞娣"，亦见写作"邱瑞弟"，以上诸名均指同一人，下同，不另出校。

〔五〕"荣"；据相关文献校作"莹"，下同，不另出校。

〔六〕"孙蕙哇（？）"，亦见写作"孙惠哇（？）"，以上诸名均指同一人，下同，不另出校。

〔七〕"茅云芳"，亦见写作"茅芸芳"，以上诸名均指同一人，下同，不另出校。

〔八〕"其"，据相关文献校作"琪"，下同，不另出校。

〔九〕"戴琏美"，亦见写作"戴链美"，以上诸名均指同一人，下同，不另出校。

〔一〇〕"陈毓英"，亦见写作"陈敏英"，"毓""敏"近形相混，两存之，疑以上诸名均指同一人，下同，不另出校。

〔一一〕"葛福卿"，亦见写作"葛福青""葛福清""葛福庆"，以上诸名均指同一人，下同，不另出校。

【说 明】现存《华美医院薪俸津贴膳金报告表（1947 年 1—12 月份)》，限于篇幅，此处仅收录是年 12 月份作参考，此文献现藏于宁波市档案馆，编号：306-1-31。

华美护校概况调查表（1947年度第2学期）

教育部备案宁波私立华美高级护士职业学校三十六年度第二学期

概况调查表（印）宁波私立华美立高级护士职业学校钤记

一、班级数，应届毕业生数，教职员数，经费数

初级职业

春秋季别	班级数				学生数										
	共计	一年级	二年级	三年级	三年级		二年级		一年级		本学期应届毕业生数				
					男	女	男	女	男	女	男	女	共计		
共计															
科春季															
科秋季															

高级职业

春秋季别	班级数				学生数								
	共计	三年级	二年级	一年级	共计	三年级		二年级		一年级		本学期应届毕业生数	
						男	女	男	女	男	女	男	女
共计	5(5)	1	1	3	45				7	7	22		
护士科春季									7				
护士科秋季		1	1	2									
科春季				1							9		
科秋季													

续表

教职员数					岁出经费数					所属职业学校区	校址	备注
共计	教员 男	教员 女	职员 男	职员 女	共计	经常门 俸给费	经常门 办公费	经常门 特别费	特殊门 特别费			
13	4	8		1	675958000	128060000	11270000	486628000	50000000	郭区	宁波望京路 5 号	护士科修业期限为三年（试读半年在外）

二、毕业生状况、学生健康检查

毕业生状况

共计	升学					小计	小学农业机关及农场	工商业机关及工场	医院及各种机关及商场	其他机关	其他闲居
	小计	高中专科以上学校	师范学校	军警学校	其他学校						
共计											
男											
女	7	7					7			7		7

学生健康检查

参加检查者总数	有疾病者总人数	视力		听力		耳病	沙眼	其他眼病	牙齿	扁桃腺	淋巴腺	皮肤	循环系	呼吸器	整形外科
		一近视眼	二近视眼	一耳障碍	二耳障碍										
45	15		6			2	17		14	10					1

三、办理社会教育

工作类别	处数或学级数或工作数			工作人数		受教人数		岁出经费数	备注
	处数	学级数	次数	由教职员担任者	由学生担任者	学生数	参加人数或□□人数		
总计									

校长：王秀霞（印）王秀霞章　　　填造员：张冰梅（印）张冰梅

【**说明**】此文献现藏于宁波市档案馆，编号：旧 10-1-42。

鄞县医师公会会员入会申请书（张成志）

鄞县医师公会会员入会申请书

姓名	张成志	性别	男	年龄	46	籍贯	浙江省鄞县
出身	鄞县县立第二医院毕业						
详细经历	华美医院医师						
证书号数			从事本业年期		民国二十二年四月		
住所	海曙镇二十八保一甲		执业所用名称		宁波华美医院服务		
申请人	签名盖章：张成志（印）张成志印						
通讯处	开明街119号						

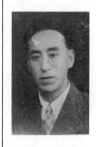

中华民国三十六年 〔月〕七日 〔一〕

【校记】

　　〔一〕"月"，据文义补。

【说明】此文献现藏于宁波市档案馆，编号：旧4-1-345。

华美医院临江之全景摄影（1947）

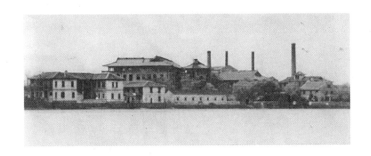

【图释与说明】

（一）此照片右侧两层楼系 1932 年前后重建之医生住所，汤默思曾寓居于此，亦称"汤宅"，烟囱位置系临近医院之永耀电厂，1949 年 10 月 18 日电厂遭受国民党空军轰炸。

（二）刊载于 Margaret Thomas Beal, Barbara Thomas Jones, Harold Thomas, Jr. & Mary Rushit Thomas ed., *A History of the Hwa Mei Hospital 1843–1950,* unpublished dissertation, 1998; Revised 2015, p. 37，将此照片系于 1947 年。

华美医院日常一天组影（1947）

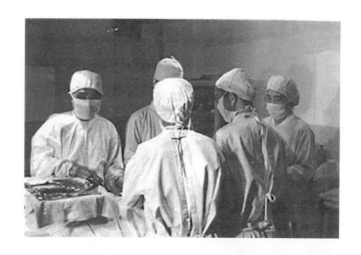

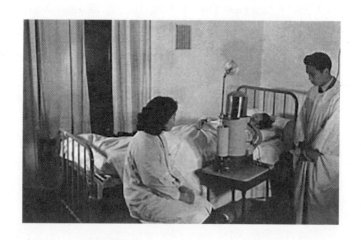

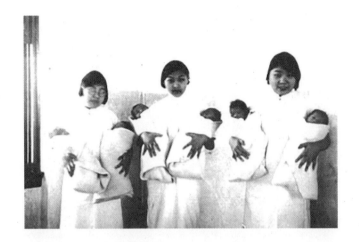

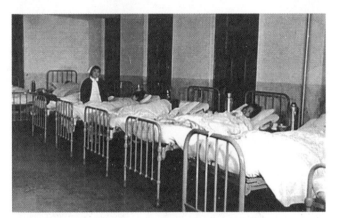

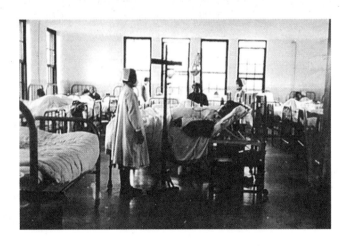

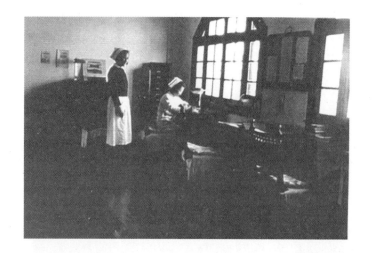

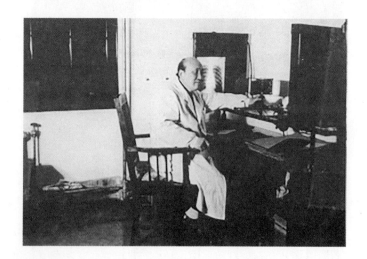

【图释与说明】

（一）此组照片之七所见人物系丁立成。

（二）刊载于 Margaret Thomas Beal, Barbara Thomas Jones, Harold Thomas, Jr. & Mary Rushit Thomas ed., *A History of the Hwa Mei Hospital 1843–1950,* unpublished dissertation, 1998; Revised 2015, p.41；哲夫编著《宁波旧影》，第 67 页；宁波市第二医院编著《世纪华美　厚德鼎新——宁波市第二医院建院 170 周年纪念》，第 26 页。

1948 年

华美医院新运到 X 光机二具，增筑四楼下月完工

本报讯：本埠华美医院自胜利后，仍由丁立成氏主持以还，改善一切设施，不遗余力。昨日该院由江亚轮自沪运到行总拨助之美国最新式巨型 X 光机两具，一具为 X 光诊视摄照机，一具为 X 光深度电疗机。此项电疗机在国内为数极微，现值国币五十余亿元，全部机件计装三十二大木箱，昨由该院自备之大卡车自轮埠装运四次方始运毕。现该院拟将原有化验室扩充为 X 光第二室，连同原有之二具 X 光机全部应用，从此吾甬肺病等患者当可获益匪浅云。

又讯：该院因业务开展，房屋不敷，遂于去秋起将大厦之东西二首原为三层楼部分扩建为四层楼，此项红瓦绿檐宫殿式之病房，闻下月底即可完工云。

【说明】上述报道刊载于《宁波日报》1948 年 1 月 20 日。

宁波邬全顺营造厂邬汉兴收到华美医院新院东西两翼第四层等工程费收据（1948.1.22）

今收到华美医院最后期建筑费六百万元，又第二次增加工程费八百万元，合计一千四百万元正。对于建筑工程费全部收讫，所有搭厂房板木作抵未完成工程，立此收据为凭。

民国卅七年一月廿二日

邬全顺营造厂收据（印）邬汉兴

【说明】此文献现藏于宁波市档案馆，编号：306-1-34。

丁立成赴沪出席防痨会

　　本报讯：全国防痨协会近假上海青年会召开全国防痨联合会议，本埠防痨协会前推定华美医院院长丁立成及天生医院院长吴之（元）章为代表，[一]闻二氏均于前日赴沪出席会议，至华美医院外籍医师汤默斯亦于昨日搭江云轮赴沪参加会议。

【校记】

　　〔一〕"之"，据相关文献校作"元"。

【说明】上述报道刊载于《宁波日报》1948 年 1 月 28 日。

服务证明书（徐恩霖）

服务证明书

查徐恩霖，现年三十二岁，系浙江省鄞县人，曾任本院手术室护士长兼施迷蒙剂一年，任产妇科护士长一年，成绩优良，特此证明。

院长：丁立成

中华民国三十七年一月　日

【说明】此文献现藏于宁波市档案馆，编号：306-1-35。

服务证明书（周锦铭）

服务证明书

查医师周锦铭，自民国二十九年八月至三十年八月，在上开一年期内，在本院服务，成绩优良，特此证明。

院长：丁立成

中华民国三十七年一月　日（印）宁波华美医院之钤记

宁波华美医院

【说明】此文献现藏于宁波市档案馆，编号：306-1-35。

服务证明书（陈铭山）

服务证书

查陈铭山君，浙江省鄞县人，现年四十七岁，自民国十六年七月一日至十七年六月三十日，在本院化验室任化验技师，特此证明。

院长：丁立成（印）丁立成

中华民国三十七年一月 日（印）宁波华美医院之钤记

宁波华美医院

【说明】此文献现藏于宁波市档案馆，编号：306-1-35。

毕业证明书（蒋克昭）

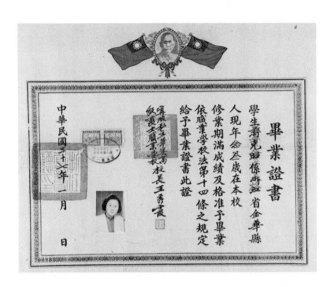

【释文】

毕业证书

学生蒋克昭，系浙江省金华县人，现年念（廿）三岁，在本校修业期满，成绩及格，准予毕业。依职业学校法第十四条之规定，给予毕业证书，此证。

宁波私立华美高级护士职业学校（印）宁波私立华美高级护士职业学校钤记

校长：王秀霞（印）王秀霞印

中华民国三十七年一月 日（印）浙江省教育厅印

【说明】

（一）"学生蒋克昭"处铃朱印"毕业会考合格"。

（二）此证明书贴蒋克昭正面免冠半身照。

（三）此证明书贴"中华民国印花税票"二枚，印花上加盖"宁波私立华美医院护士职业学校，望京路一号"椭圆形浅紫印一方。

（四）此文献现藏于上海医药博物馆（集团）。

中华基督教浙沪浸礼议会医院动态（1948.2）

议会医院动态

……

议会医院护校毕业学生深得浙省各大医院重用

议会华美、福康、福音三院均办有高级护士职业学校，历有年所，成绩斐然，历届毕业学生服务遍及各地，其经验、学识及工作能力深为本省医界所赞誉，各大医院弥不畀以重任，其在省会者，如省立杭州医院护士主任徐恩林（霖），[一]护士长李菊英、黄宝凤、金福清，浙江病院护士长陈□芳等均为华美、福康等院校友。兹择录三校毕业学生在杭服务状况如下：

华美：徐恩霖、茹杏梅（省立杭州医院）；叶美利、陈碧瑛、陈英黛（市民医院）；陈素珍（广济医院）。

……

华美医院丁院长由平返甬，第四层楼屋已完工

宁波华美医院院长丁立成医师赴北平协和医院，被邀参加防疫研究会，业已任务完毕，由平返甬，仍主持院务，近添盖第四层楼屋，业已竣工云。

【校记】

〔一〕"林"，据相关文献校作"霖"。

【说明】上述报道刊载于《普福钟》1948年2月15日（复刊第3卷第2期）。

中华基督教浙沪浸礼议会征信录（1947）

　　本会为推展各项事工，经发动募款运动，荷蒙各部机关同道及友人鼎力赞助，广为劝募，或慷慨输将，踊跃认捐，曷胜感幸，谨此致谢。兹将各捐款人芳名及捐款数目列下，以资征信：

　　……

　　华美医院同仁，五百万元。

　　……

【说 明】上述征信录刊载于《普福钟》1948 年 1 月 15 日（复刊第 3 卷第 1 期）;《普福钟》1948 年 2 月 15 日（复刊第 3 卷第 2 期）。

服务证明书之一（葛元华）

服务证明书

护士葛元华，现年二十三岁，系浙江省鄞县人，自民国三十六年一月起，至民国卅七年二月止，于上开（一年二个月）期内，在本院服务，成绩优良，特给证书，以资证明。

宁波华美医院院长：丁立成

中华民国三十七年二月二十九日

宁波华美医院

【说明】此文献现藏于宁波市档案馆，编号：306-1-35。

服务证明书之二（葛元华）

<table>
<tr><td>Telegraphic Address:</td><td>宁波华美医院</td></tr>
<tr><td>Hwameihos–Ningpo</td><td>Hwa Mei Hospital</td></tr>
<tr><td></td><td>Ningpo, China</td></tr>
</table>

服务证明书

护士葛元华，现年念（廿）三岁，系浙江省鄞县人，自民国三十六年四月起，至民国三十七年二月止，于上开（〇年十一个月）期内，在本院服务，成绩优良，特给证书，以资证明。

宁波华美医院院长：丁立成（印）丁立成

中华民国三十七年二月二十九日（印）宁波华美医院之钤记

【说明】

（一）此证明书见其他笔迹标注"作废"二字。

（二）此文献现藏于宁波市档案馆，编号：306–1–35。

服务证明书（郭秋霞）

服务证明书

护士郭秋霞，现年二十三岁，系浙江省定海县人，自民国卅六年一月起，至民国三十七年二月止，于上开（一年二个月）期内，在本院服务，成绩优良，特给证书，以资证明。

宁波华美医院院长：丁立成

中华民国三十七年二月二十九日

宁波华美医院

【说明】此文献现藏于宁波市档案馆，编号：306-1-35。

服务证明书（王缦兮）

服务证明书

护士王缦兮，现年二十四岁，系浙江省慈溪县人，自民国三十六年一月起，至民国三十七年二月止，于上开（一年二个月）期内，在本院服务，成绩优良，特给证书，以资证明。

宁波华美医院院长：丁立成

中华民国三十七年二月二十九日

宁波华美医院

【说明】此文献现藏于宁波市档案馆，编号：306-1-35。

青年会大礼堂举行防痨宣传运动大会组影

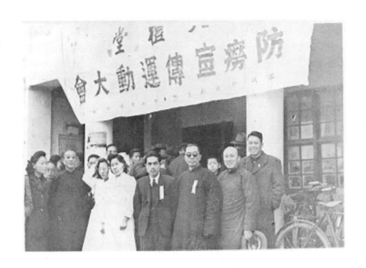

【图释与说明】

（一）此照片前排右起，第一位是丁立成，第八位是曹素月。

（二）此照片上方见一标语，见有"大礼堂防痨宣传运动大会"诸字。

（三）此照片反面题记"寄还我这张照片"。

（四）本书 1948 年档案《昨日青年会大礼堂举行防痨宣传大会》（《时事公报》1948 年 3 月 8 日）云，宁波防痨委员会于 7 日上午十时在青年会大礼堂举行扩大防痨宣传运动大会，首由主席金臻庠致词，次由吴元章报告防痨会成立经过，之后由华美医院院长丁立成演讲，末由华美医院肺科医师曹素月讲述防痨方法。讲毕，即举行赠送奖品抽签，由华美医院二位护士小姐检票。据此可知，此照片摄于 1948 年 3 月 7 日。

（五）此照片由赵奇恩提供。

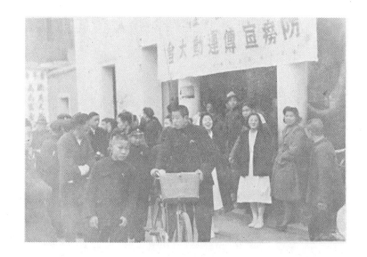

【图释与说明】

（一）据照片内容，其与上述照片摄于同时。

（二）此照片由赵奇恩提供。

昨日青年会大礼堂举行防痨宣传大会

参加者达五百余人，情绪热烈，赠送奖品放映电影尽欢而散。

宁波防痨委员会于昨日上午十时在青年会大礼堂举行扩大防痨宣传运动大会，由该会宣传股正副主任金臻庠，吴元章任大会主席，到会者有学生、教师、工人、商人等五百余人，座无隙地，事前该会曾将有关防痨宣传之各种画片，分贴会场二旁，供人参阅。

金臻庠致词

大会开始时，首由主席金臻庠致词称："诸位先生、青年、小朋友：宁波防痨委员会今天开扩大宣传大会，这种会在宁波还是第一次。到会的人竟能济济一堂，可见大家对防痨的注意。大家知道痨病是最可怕的，患者本人固然因此葬送，并且还会影响和妨害别人，甚至影响整个国族的健康和前途，世界各国把痨病当作洪水猛兽看待，其故即在此。"

肺痨患者百分九十

刚才据丁立成院长对我说，我们中国如果用结核素反应试验起来，几乎有百分之九十以上的人有痨病现象，虽然每个人的身体强弱程度不同，有了痨病现象的不一定会爆发成病，然而这总究是一个严重可怕的数字。这种数字如果不极力设法使其减少，那对国族前途实在太危险了。现在世界各国对痨病治疗方法，研究不遗余力，近年以来已有显著进步，但截至目前尚无特效药问世，故只有从防的方面着手，而且痨疾是一种富贵病，染了之后对精神、时间、经济各方面损失极大。本人认为防痨是一种极艰巨的工作，希望今天到会诸君要将防痨宣传当自己责任，随时抓住机会向别人宣传防痨意义，以一传十，十传百，而至千万，务使防痨工作，发扬光大，以底于成云。

吴元章说防痨是甬人之荣

次由吴元章报告防痨会成立经过后，并称：去年疟疾减少，归功于DDT之普遍使用，时疫敛迹，亦由于时先注射防疫针。惟肺痨一病，患者普遍，欲亟须预防。防痨工作兹事体大，承地方热心人士，于去年夏间成立防痨委员会，去年本人复与丁医师同赴上海，与中国防痨协会发生联系，进而与世界防痨会保持接触，中国已有十四城市成立此防痨机构，宁波亦为其一，实为我甬人之光荣。希望到会诸君，爱己爱人，共同协助此防痨工作之完成。

丁立成说患痨如枪弹上膛

华美医院院长丁立成演讲，谓有许多疾病，有可预防者，如时疫可先注射防疫针，伤寒则可注射预防伤寒针。本埠某中学学生每年常有因患伤寒致死者，经全校学生注射预防伤寒针后即无此现象。痨病亦可预防，痨菌侵入人身，犹如枪弹上膛，体弱之人一拨即发。就学生检验每百人中，患进行性肺结核者占三、八。换痨者有一万人。世界各国防痨成绩，首推丹麦，今患痨者几告绝迹，美国次之。吾国患痨，颇为普遍，如不设法预防，于人种、经济大有关系，即国际方面亦失体面云。

曹女医师演讲防痨常识

末由华美医院肺科医师曹女士讲述防痨方法，她说痨病有三个特点：一、痨病不一定在肺部，举凡心脏、肝脏、淋巴腺等各部分均有患痨病可能，唯肺痨占百分之八十。二、痨病是传染病，凡是吐痰，大小便，衣服手帕，几乎是每一日常行动，都带有传染危险。三、肺痨在初期大多是没有现象的，等到有了现象去找医生诊断时，多半已到了第二期，第二期肺病医治就有困难了。所以必须要事前检查，并且要设法使病者隔离。她并讲述二个关于痨病传染的可怕故事，最后她希望到会大众各尽宣传责任，以扑灭此可怕之痨病。

抽签赠奖、放映电影

讲毕，即举行赠送奖品抽签，由华美医院二位护士小姐检票，该项奖品计有 X 光透视证一百张（内华美供给五十，中心三十，天生二十），鱼肝油十瓶（天生供给），鱼肝油精八十瓶（华美三十，中心三十，传染病院二十），得奖者均各凭中签号码领取。最后放映防痨电影，并由曹女士对各个镜头内容作口头解释，映后尽欢而散。

【考释】

〔一〕"曹女医师"及下文"曹女士"，曹素月，马勉行妻子，下同，不另出校。

【说明】上述报道刊载于《时事公报》1948 年 3 月 8 日。

华美医院自美运到集团透视 X 光机

本报讯：华美医院集团透视 X 光机业于上月间自美运到，记者昨特为该事走访丁院长，伊适和天生医院吴元章医师正在商讨该事，当承丁院长领导至隔离病房装置室参观，见该机陈列室内，而木匠、泥匠、漆匠等工匠正在忙于装置。据丁院长告记者，只就装置费一项，所费已在七八千万以上，最快于四月底可以完工，五月间可以透视，专供防痨稽查之用，故拟单独设立，但须专任职员七人，预算每月开支须食米廿三石八斗，此庞大之开支，正在计划中云。

【说明】上述报道刊载于《宁波日报》1948 年 3 月 16 日。

中华基督教浙沪浸礼议会集会表

议会集会表

名称	日期	地点
议会执行委员会	四月十五日下午七时至十七日上午十二时	北郊华美医院
华东支差会年会	四月十七日下午二时至五时	华美医院大礼堂
议会大会	四月十七日下午七时至二十一日上午十二时	永丰路甬江女中
华东浸会百周年纪念庆祝会〔一〕	四月十八日上午九时至下午九时	永丰路甬江女中

【考释】

〔一〕"华东浸会百周年纪念庆祝会"，应于 1943 年举行，因时值抗日战争期间，未能如期举行，故于 1948 年 4 月补行。

【说明】 上述集会表刊载于《普福钟》1948 年 4 月 15 日（复刊第 3 卷第 4 期）。

中华基督教浙沪浸礼议会大会日程

议会大会日程

总题 "与主前进"

四月十七日（星期六），地点：甬江女中大礼堂。

……

四月二十日（星期二）

……

下午二时，讨论报告："青年与主前进"。

……

八时，讨论与报告："医院与主前进"。

医院报告：

（一）宁波华美医院

（二）绍兴福康医院

（三）金华福音医院

八时三十分演讲：医院为服务与布道之工场（陈泽民先生）。

……

【说明】上述日程刊载于《普福钟》1948 年 4 月 15 日（复刊第 3 卷第 4 期）。

中华基督教浙沪浸礼议会执行
委员会会议记录（1948.4.15—16）

议会执行委员会会议记录

会期：卅七年四月十五日下午七时至十六日晚间九时。

会址：宁波华美医院会议室。

……

议决事项：

……

二、关于议会工作人员者

（一）西教士部分

……

48012：郝培德牧师告老回国案。本会因觉郝博士在华东服务经卅余年，特记录如后，以资纪念。郝培德牧师自 1909 年来华，首先在宁波担任牧师，阐扬圣道，在浙期内创办定海中学及改建华美医院院舍，对募集学校款项等事贡献甚多……

六、关于医药事宜者

……

48049：医院院长待遇案。为事实上之需要，请各院院董会注意院长之待遇与按时调整之办法。

48050：医院预算统一政策案。议会医院应互通声气，洽商办法，使医院预算得有统一之政策。

48051：医院院董委派与重新支配任期案。议会部分：

宁波华美医院：鲍哲庆（1951）、潘连奎（1950）、丁佐成（1949）〔一〕。

……

【考释】

〔一〕"丁佐成"，丁育三之子，丁立成之弟。

【说明】上述记录刊载于《普福钟》1948 年 5 月 15 日（复刊第 3 卷第 5 期）。

华东浸会宣教百周年纪念大会典礼程序

百周年纪念典礼程序

奏乐：甬江女中音乐教师王韵琴女士

唱诗：大哉圣名歌（全体起立）

祈祷：议会妇女事业干事裴德生女士

选读经文：金华亲民医院院长沈延斌医师

致词：议会总干事鲍哲庆博士

唱诗：百周纪念歌（全体起立）

演讲：美国总差会干事徐尔斯夫人

感恩祷文：绍区区牧陈肯堂牧师

献词：华东支差会主席毕义思教授

　　　浙沪浸礼大会主席徐佐青校长

　　　沪江大学校长凌宪扬博士

唱诗：宁波循道公会教士顾道玲女士

颂词：

答词：华美医院院长丁立成医师

唱诗：奋进努力歌（全体起立）

祝福：金区区牧戴斐士牧师

【说明】上述程序刊载于《普福钟》1948 年 5 月 15 日（复刊第 3 卷第 5 期）。

宁波华美医院创立百周纪念鲍哲庆博士
任职浸礼会总干事廿五周纪念组影

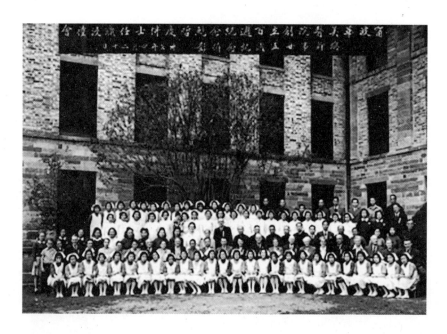

【图释与说明】

（一）此照片正上方题"宁波华美医院创立百周纪念鲍哲庆博士任职浸礼会总干事廿五周纪念摄影（卅七年四月二十日）"。本应于1943年举行华东浸会宣教暨华美医院建院百周年纪念，因抗战未能如期举行，故于1948年4月补行，是有此年在甬隆重集会纪念上述之事也。

（二）此照片第二排左起，第五位是王美德，第十三位是鲍哲庆。第三排左起，第三位是陈洛意，第五位是曹素月，第六位是严涤，第七位是俞佩英，第八位是钟怡阶，第九位是韩碧玲，第十位是汤默思夫人格特鲁德，第十一位是汤默思，第十二位是丁立成，第十三位是刘贤良，第十四位是马友芳，第十五位是夏禹铭，第十七位是林秉权，第十九位是郁云卿，第二十位是董秀云。后排右起，第三位是李志良。

（三）刊载于宁波市第二医院编著《世纪华美　厚德鼎新——宁波市第二医院建院 170 周年纪念》，第 55 页。

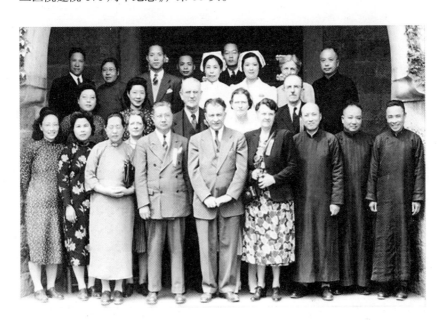

【图释与说明】

（一）此照片摄于新院拱形门前。

（二）此照片前排左起，第一位是曹素月，第二位是严涤，第五位是鲍哲庆，第八位是丁立成，第九位是刘贤良，第十位是马友芳。第二排左起，第一位是俞佩英，第二位是钟怡阶，第四位是韩碧玲，第五位是汤默思。后排左起，第二位是董秀云，第四位是林秉权，第八位是汤默思夫人格特鲁德，第九位是夏禹铭。

（三）据此照片与上述照片所见相同人物容貌、着装对比，其摄于同时。

（四）刊载于哲夫编著《宁波旧影》，第 68 页，并注云："20 世纪 30 年代华美医院董事会成员合影"，时间误；宁波市第二医院编著《世纪华美　厚德鼎新——宁波市第二医院建院 170 周年纪念》，第 56 页。

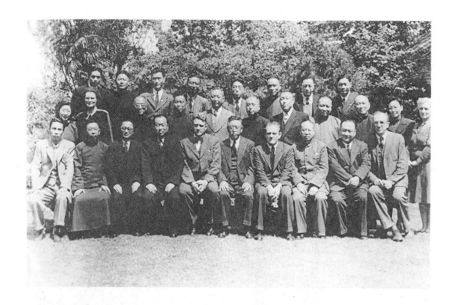

【图释与说明】

（一）此照片前排右起，第一位是汤默思。第二排右起，第一位是汤默思的夫人格特鲁德，第三位是丁立成，第四位是刘贤良，第六位是夏禹铭，第十位是韩碧玲，第十一位是钟怡阶。后排右起，第三位是马友芳。

（二）据此照片与上述照片所见相同人物容貌对比，其或摄于同期。

（三）刊载于 Margaret Thomas Beal, Barbara Thomas Jones, Harold Thomas, Jr. & Mary Rushit Thomas ed., *A History of the Hwa Mei Hospital 1843–1950,* unpublished dissertation, 1998; Revised 2015, p. 51；宁波市第二医院编著《世纪华美　厚德鼎新——宁波市第二医院建院 170 周年纪念》，第54 页。

中华基督教浙沪浸礼议会
大会记录（1948.4.17—21）

议会大会记录

日期：四月十七日至廿一日。

地点：宁波甬江女中。

出席者：到各区代表一百六十一人，及友谊代表十四人。

大会程序：

一、开幕礼

……

二、欢迎会

……

三、演讲

……

四、来宾介绍

……

五、选举职员

……

四月十八日：百周纪念庆祝日

六、纪念崇拜（上午九时）

由吴志新区牧主席，议会布道干事邬福安牧师讲道，以希12:1"我们既有许多的见证人，如同云彩围着我们"为题，略述百年来中西先进的史迹，先提马高温医生，首先来华开荒，于一八四三年十一月一日抵甬，工作二十年，有白医生继之，后任为兰医生，名闻全甬，妇孺皆知，又后为任莘耕医师协助兰医生共成华美大厦之举。次提布道方面，高德先生贡献尤巨，建堂、译经，奠浸会在甬之基础，后由哲嗣高雪山先生继之，善中文，译罗马字圣经及印刷单张，成效尤著，服务四十五年之久，墓尚在甬……

七、大会崇拜

……

八、庆祝大会

……

九、百周纪念堂破土礼（下午四时）

……

时三十分在华美医院（华东浸会第一医院）举行园游会。

【说明】上述记录刊载于《普福钟》1948 年 5 月 15 日（复刊第 3 卷第 5 期）。

中华基督教浙沪浸礼议会执行委员会
会议记录（1948.4.21）

议会执行委员会会议记录

宁波大会后第一次集会四月廿一日在慕义女校。

出席委员：徐佐青、蒋德恩、倪锡枚、周觉眛、沈贻芎、沈延斌、钟世贵、顾溥森（祝代）。

列席干事：鲍哲庆

先由总干事报告大会选举结果，并按票数多少规定执行委员之任期及代表部分如下：

1949 年期：……

1950 年期：丁立成，宁，医药；周觉眛，杭女教育；李乃英……

1951 年期：……

……

48072：公推蒋德恩、周觉眛、丁立成、徐佐青、顾溥森为常务委员会委员。

……

【说明】上述记录刊载于《普福钟》1948 年 6 月 15 日（复刊第 3 卷第 6 期）。

实习证明书（蒋圣昌）

证明书

　　蒋圣昌，现年廿九岁，系浙江省奉化县人，自民国卅六年十月起，至民国三十七年三月止，于上开期内，在本院爱克司光部实习六个月，特此证明。

院长：丁立成

中华民国卅七年四月廿六日（印）宁波华美医院之钤记

宁波华美医院

【说明】此文献现藏于宁波市档案馆，编号：306-1-35。

实习证明书（赖燕环）

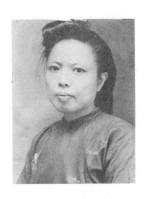

证明书

　　查医师赖燕环，现年三十八岁，系广东省紫金县人，自民国廿五年七月起，至廿六年七月止，在上开一年期内任本院实习医师，成绩优良，特此证明。

院长：丁立成

民国三十七年五月五日补给

宁波华美医院

【说明】

　　（一）此证明书贴赖燕环正面免冠半身照，照片下方钤椭圆形浅紫印，印文为"Hwa Mei Hospital, Ningpo, China 宁波华美医院"。

　　（二）此证明书见其他笔迹标注"寄广西容城活园"诸字。

　　（三）此文献现藏于宁波市档案馆，编号：306-1-35。

中华基督教浙沪浸礼议会二年来之回顾（节选）

议会二年来之回顾

……

（六）医药事业

宁波、绍兴两处医院，因院长主持有力，环境许可，在抗战期内得以渡过难关，胜利后又有汤医师、施医师、韩女士、沙女士等返院工作，[一]是以整理较速，全部恢复，物质方面之建筑与设备，人事方面之精神与技术，均有加增与改进，近得行总及美国教会之赞助，仪器用具添置甚多，故该两处医院，目前机会甚佳，服务之成绩，亦深得社会人士之称誉。

……

【校记与考释】

〔一〕"沙女士"，沙士满（Esther Salzman），下同，不另出校。

【说 明】上述回顾刊载于《普福钟》1948 年 5 月 15 日（复刊第 3 卷第 5 期）。

华美护校教职员一览表（1947 年度第 1 学期）

宁波私立华美高级护士职业学校三十六年度第一学期教职员一览表

（印）宁波私立华美高级护士职业学校钤记

民国三十七年五月补报

号数	姓名	年龄	性别	籍贯	学历	经历	职务	担任学科	每周教学时间	月薪	专任或兼任	到校年月	备注
1	王秀霞	27	女	浙江鄞县	宁波华美高级护士职业学校毕业	任华美医院护士长兼本校教务七年	校长	解剖学、护病学、伦理学	13	约米二石五斗	专任	民国廿九年五月	本校教职员均供膳宿
2	韩碧玲	50	女	美国	美国波士登大学科学士，美国费城省检定护士公共卫生专科。	曾任华美医院护士长廿三年	教务主任	英文	13		专任	民国三十年	

续表

号数	姓名	年龄	性别	籍贯	学历	经历	职务	担任学科	每周教学时间	月薪	专任或兼任	到校年月	备注
3	朱旭东	37	女	浙江吴兴	浙江省立法政专门学校女生讲习科毕业，华美护专毕业。	曾任华美医院及护校等省立教员七年	训育主任	心理学、溶液论	5		兼任	民国卅六年六月	
4	何承宗	27	男	浙江余姚	浙东中学高中毕业	曾任华美医院事务主任五年	事务主任				兼任	民国卅七年七月	
5	钟怡阶	34	女	广东梅县	上海女子医学院毕业	任上海仁济医院及华美医院产科医师八年	教员	产科	1		兼任	民国卅七年七月	
6	彭琼珠	29	女	福建闽侯	宁波华美护士学校毕业	曾任华美医院主任护士兼教员七年	教员	外科、产妇科、小儿科、耳鼻咽喉科	12	约米二石三斗	专任	民国卅八年七月	
7	张冰梅	25	女	浙江慈溪	同上	曾任华美医院主任护士二年	教员兼书记	药物学、护士历史、化学	9	约米二石	专任	民国卅三年九月	

续表

号数	姓名	年龄	性别	籍贯	学历	经历	职务	担任学科	每周教学时间	月薪	专任或兼任	到校年月	备注
8	马焕英	22	女	浙江嵊县	同上	曾任华美医院主任护士二年	教员	护病学、内科、迷蒙学	20	约米二石	专任	民国卅三年九月	
9	李乃绶	31	女	浙江鄞县	同上	曾任同仁医院主任护士一年，上海孙克基医院护士长三年，华美医院护士长四年。	教员	钳子科	3		兼任	民国卅二年九月	
10	姜文涛	36	男	浙江奉化	北平华北学院毕业	曾任中学教员前后共五年。	教员	国文、公民	2		兼任		宁波浙东中学国文教员兼

【说明】此文献现藏于宁波市档案馆，编号：旧 10-1-42。

所颂今日收获的丰满，记住当年艰辛的播种

华东浸会之第一人

华东宣教第一人：马高温医师，1843 年

浸会布道教士第一人：罗尔梯牧师，1847 年

浙江受浸信徒第一人：周祖濂

浙江浸会牧师第一人：周仁贵牧师

翻译圣经第一人：高德牧师

女西教士布道第一人：李德福姑娘

教育教士第一人：甘惠德牧师[一]

区牧第一人：倪士彬

华东浸会之第一处

浸会第一公会：宁波西门公会

自建教堂第一所：宁波西门真神堂

第一所医院：华美医院

学道院第一班：高雪山经办

浸会神学院：上海

华东浸会之第一所

第一处主日学：高雪山经办（宁波西门）

第一所女学校：浸会女校（宁波北门）

第一所男学校：宁波养正书院（在咸昌门）

第一所中学：蕙兰中学（杭州）

第一所大学：沪江大学（上海）

华东浸会之第一会

华东浸礼差会第一次集会：1868 年

浙江浸礼年会成立：1873 年

传道会第一次集会：1879 年

【校记与考释】

〔一〕"甘惠德"，W. S. Sweet。

【说 明】上述内容刊载于《普福钟》1948 年 6 月 15 日（复刊第 3 卷第 6 期）。

青年会董事常会推丁立成为
会长，骆璜、吴涵秋副之

　　宁波青年会于昨召开第三十次董事常会，到丁立成、俞国桢、骆璜、李子坚等十一人，主席丁立成致开会词后，即选举职员，结果丁立成为会长，骆璜、吴涵秋副之，会计李子坚，书记（中文）范逊禅，英文沈贻艿，继讨论会务进行事项多件。

【说明】上述报道刊载于《时事公报》1948 年 6 月 26 日。

华美医院严女士演讲防痨运动

　　本校高初中学生除向华美医院免费以爱光司光检验肺部外，并于五月十四日特聘该院医师严女士到校演讲"防痨运动"。[一]严医师关于预防肺痨注意事项，讲解颇详，计前后历时二小时。

【校记与考释】

　　[一]"严女士"及下文"严医师"，严涤，下同，不另出校。

【说明】上述报道刊载于《浙东校刊》1948 年复校后第 5 期。

离职证明书（王秀霞）

离职证明书

　　王秀霞，现年廿八岁，系浙江省鄞县人，自民国卅年五月起，至民国卅四年三月止，期内在本院附设华美高级护士职业学校任教员，担任教授解剖生理学、药物学、实用护病学、内科护病学、护士伦理学等课程，于民国卅四年四月至卅七年七月十日期内任校长，并兼授解剖生理学、护士伦理学、病室管理等课，业于本年七月十日离职，此证。

　　院长：丁立成
　　三十七年七月十一日
　　宁波华美医院

【说明】此文献现藏于宁波市档案馆，编号：306-1-35。

中华基督教浙沪浸礼议会事工纪要（1948.7）

议会事工纪要

……

美差会加拨医药救济费，执委会请汤默思主持

议会华美、福康、福音三医院办理目的，向以基督精神服务病家，但因物价波动，开销浩大，不得已提高医药等费。惟为顾虑到贫病的救济，并于院内设有宗教及服务部，专理贫病救济事业，随时拨助救济费。顷悉现已由美国差会加拨特别救济款，以应付议会三处医院贫病救济之用，使病家实在贫苦者，得以免费或减费，此项事宜业经执委会决定，请医药事业干事汤默思医师负责主持。

……

【说明】上述纪要刊载于《普福钟》1948 年 7 月 15 日（复刊第 3 卷第 7 期）。

服务证明书（王秀霞）

服务证书

王秀霞，现年廿八岁，系浙江省鄞县人，自民国卅年五月起，至民国卅四年三月止，在本院附设华美高级护士职业学校任教员，于民国卅四年四月至卅七年七月三十日，在上开期内任校长，成绩优良，特此证明。

民国卅七年七月 日
宁波华美医院

【说明】此文献现藏于宁波市档案馆，编号：306-1-35。

中华基督教浙沪浸礼议会
干部会议记录（1948.9.7）

议会干部会议记录

日期：三十七年九月七日。

地点：中正街 474 号议会高德堂。

出席：鲍哲庆、邬福安、朱孔阳、戚伟英、许再信、裴德生。

主席：鲍哲庆。

议决事项：

……

（四）如何分配现由总干事负责之事务案。

……

3.各部统计报告，由下列各部分别负责：

……

医务部，请汤默思医师。

……

【说明】上述记录刊载于《普福钟》1948 年 9 月 15 日（复刊第 3 卷第 9 期）。

中华基督教浙沪浸礼议会执行委员会常务委员会扩大会议记录（1948.9.14）

议会执委会常务委员会扩大会议记录

日期：一九四八年九月十四日。

地点：杭州中正街办公处高德堂会议室。

出席委员：

执委常委：蒋德恩、徐佐青、周觉昧、丁立成、顾溥森、沈贻芗；

干事：鲍哲庆、邬福安、戚伟英、聂兰生、〔一〕汤默思……

报告事项：

……

讨论事项：

……

丁、关于医院事宜者

48126：对中华救济协会（China Relief Mission）捐助议会三处医院，帮助建筑、医药方面之进展表示谢忱。

……

戊、关于经济事宜者

……

48131：大学纪念奖学金案。总干事报告，沪大大学生奖学金已由总差会与郝牧师委请特委办理。本会为便于各区接洽起见，已分别函请下列人员代为接洽。

宁区：汤默思夫人。绍区：米美德女士。杭湖区：邬福安牧师。金区：聂兰逊女士。沪区：韩森教授。

请在美之原负责人郝牧师特约支差会干事与议会总干事参加奖金之支配，以便接洽本会人才之训练事工。

……

己、关于产业事宜者

……

48138：总干事所提宁波学校及医院房产之处置与建议案。议决：照办，并请支差会同意，记录备查。

……

准为清理宁波城中关于学校及医院等产业问题，记录、决议如后：

五、关于永丰路西教士住宅重建案。议决：

（一）在永丰路上旧德氏住宅拆除时，应重建一所，以作布道教士之住宅。

（二）如总差会所派之西教士为教育教士，建议总差会与华美医院洽商，将对江该院医师住宅，因近于浙东中学，便利往返，移让总差会，以作该教育教士之住宅，并将住宅之建筑费于永丰路上或医院相近之空地上另建住宅一所，以作医院医师住宅之用。

……

【校记与考释】

〔一〕"聂兰生"，Linnea Nelson，下同，不另出校。

【说明】上述记录刊载于《普福钟》1948 年 9 月 15 日（复刊第 3 卷第 9 期）；《普福钟》1948 年 10 月 15 日（复刊第 3 卷第 10 期）。

中华基督教浙沪浸礼议会事工纪要（1948.9）

议会事工纪要

……

十月十七日为本年医院主日

本年中国医院主日，顷据中华医学会消息，已定于十月十七日。议会为响应推进起见，将发动宁波华美、绍兴福康、金华福音等各地议会医院同工按期举行，以资奋勉。

……

【说明】上述纪要刊载于《普福钟》1948 年 9 月 15 日（复刊第 3 卷第 9 期）。

毕业证明书（李惠章）

毕业证明书

　　查李惠章，现年廿八岁，系浙江省鄞县人，自民国二十八年十二月在本院化验技术人员训练班毕业。兹因毕业证书遗失，在未经补发以前，合行发给证明书，以资证明。

宁波华美医院院长：丁立成
中华民国三十七年十月三日
宁波华美医院

【说明】此文献现藏于宁波市档案馆，编号：306-1-35。

服务证明书（李惠章）

服务证明书

　　查李惠章，现年廿八岁，系浙江省鄞县人，自民国二十九年一月起，至同年十二月止，在上开一年期内，在本院化验室服务，成绩优良，特此证明。

　　院长：丁立成

　　中华民国三十七年十月三日

　　宁波华美医院

【说明】此文献现藏于宁波市档案馆，编号：306-1-35。

宁波华美医院工作概况

（丁立成）

谨将本院最近工作动态分别简陈如下：

一、诊疗工作

1. 住院诊疗。本年度住院病人，据最近统计，比较上年略有增加。应人事之需要，新聘外科主任医师一员，助理医师二员，及内科医师一员。对于手术部门如肠胃胸部等外科割症人数显有加增，各病室床位常告人满，深感供不应求。他与爱克司光深治疗之设施，机与室之工程俱已完成。癌症治疗正在开始进行中。内科部分有最新电器心脏测验机之添置，并血液化验之设备扩展，对于心肾等症之诊断尤获补助之益。肺结核病患者自本院从事集团爱克司光之检查以来，一般市民经指导之下，自觉以早期治疗为宜，因此有逐渐增加之象。

2. 门诊诊疗。本院门诊部门分设二处：（1）院内门诊室，除礼拜日外，规定每日上午九时半至十二时为普通号门诊时间，就诊人数日计一百余人。每逢星期三下午办理产前检查。星期三、六两日下午为防痨门诊日期，专诊肺痨科，此项就诊人数每次约计四五十人。星期一、二、五下午定为防痨团体免费检查时间，参加人数自一百人至一百五十人。（2）简单治疗所内门诊部，地点在本院斜对面孝闻街，专治一切简单疾病，所有病人一律完全免费，每日就诊人数平均在七十人左右。

二、梅毒免费治疗工作

梅毒之患为害甚烈，依据本院住院病人之统计，逐年俱增，经乏色曼试验之全体病人，患者占百分之十强。是项病症治疗须持久不断，一般贫病尤感无力医治之苦，有碍健康，贻害儿女，后患无穷。为此本院特开梅毒免费治疗于简单治疗所内，利用设备以事救济患者，无论验血及 606 药剂注射概予完全免费。以每星期一、四上午为专门治疗时间，每次就治约有六七十人之多，最近更形渐增。同时并招至患者配偶与儿女同来治疗，劝其根除为止。遇有中途辍医者，立即专派护士访视劝导，赓续医治。路途遥远，并邮专函婉劝，勿使间断，以冀根治。

三、推进防痨工作

本院自本年五月起推动防痨以来，工作积极展开，在无条件之下实施免费团体 X 光检查，予以普遍透视，或以拍摄 X 光小片，以明了各肺部实状。业经检查完竣者计中等学校十一所，小学二所。此外团体机关参加检查者亦复不少，并经检查结果将统计报告受检查之校方或团体。查有结核症状者，促其注意速予休息疗养，特事隔离，以杜传播之源，并分发肺痨疗养方法之小册及单张，以事指导。上述工作蒙国际卫生机关拨助材料，感纫之余用表谢悃。

四、学校卫生工作

教育以整个生活为目标，健康乃生活之要素，而学校卫生设施即保障卫生健康之唯一工具，故本院对于学校卫生之提倡异常重视，推行有年。本年办理学校卫生已办中学四校，小学七所，共计十一校，学生计四千五百余人，健康检查、疾病诊疗、缺点矫治、预防注射、卫生教育、牛痘接种，其他等卫生工作均已同时进行，并于每日下午为学生家庭访视时间，期尽合理而可能之努力。

五、护士学校

本院附设之护士学校自二十五年呈奉教育部核准立案以来，迄已十有余载，以医护技术知识造就医事护士人才。应各医疗机关之需要，一应课程悉遵部颁课程标准办理。近来学生人数渐增，现有三级四班，计学生七十八人，应届毕业生七人，三十七学年度第一学期录取新生二十八人，惟校舍深感拥挤，不敷应用，除积极筹划增建新校舍外，现下课室暂借院内新建之四楼上，以济权用。

六、宗教事工

本院在上年即成立华美基督教团契，全体职员均为团员，以培养宗教生活，促进事工为目的。内部分设总务、灵修、学术、服务、娱乐等五股，各股分工合作，一致进行。所有各病室布道事宜由灵修股负责，分配列表，规定各团员轮值主领，他与职员查经班、学生查经班及公共崇拜、儿童主日学等成规相循，秩序毕举。

七、恩施事项

环顾社会民生穷困已达极点，哀鸿遍野，贫病交迫，家无升斗之储，平时犹有饔飧不给之虞，一旦疾病侵袭，更感无力医治之概。本院为谋救济起见，特设福利恩施部。凡贫病就医无力负担医药费者，经调查属实，给予恩施，以释负担，而资医治。是项支出数目以最近几月言，计七月份支出国币十七亿元，八月份支出金圆券一千九百五十元，九月份支出金圆券一千九百十八元，数字庞大，筹措非易。此种经费之来源，只有仰望主灵感动，各有力同仁源源协助，以成义举。

上列数点，以本院工作之些微表现，值此民生凋疲，经济恐慌之际，欲期工作之完善进展，难免有后继为难之虞，敬希各地诸公同仁代祷，以维此从主而来具有基础已成之业，荣归主名。

【说明】上述概况刊载于《普福钟》1948 年 10 月 15 日（复刊第 3 卷第 10 期）。

中华基督教浙沪浸礼议会医药事业统计表（1947）

浙沪浸礼议会医药事业统计表（1947年）

医院名称	西职员 男医师	西职员 女医师	华职员 医师(国外毕业)男	华职员 医师(国外毕业)女	华职员 护士(国内毕业)男	华职员 护士(国内毕业)女	毕业护士 男	毕业护士 女	护士生 男	护士生 女	其他 男	其他 女	医院 病房床位	药房	住院病人	门诊	割症	护士学校 校数	教员数	学生数	经济 差会补助 经常费	差会补助 其他	国内捐款	医费收入	全年支出
鄞县华美医院	1	1	7	4	2	22				55	14	55	124	2	1691	62998	984	1	10	56	117000000	12000000	26080000	2785119950	3326562333
绍兴福康医院	1		7	1	1	10				48	17	43	150	2	1040	31070	352	1	10	48	104659148	72935640	162341270	1406575455	2396328378
金华福音医院		1	4	1		9				14		20	120	1	964	16930	681	1	13	14	16700000	188685750	21989700	878336200	1347078246
总计	2	2	18	6	3	41				117	31	118	394	5	3695	110998	2017	3	33	117	238359148	273621390	210410970	5160031605	7065968957

【说明】上述统计表刊载于《普福钟》1948年10月15日（复刊第3卷第10期）。

服务证明书（朱旭东）

服务证明书

　　护士长朱旭东，现年四十一岁，系浙江省吴兴县人，自民国三十六年七月起，至民国三十七年十月止，于上开（一年四个月）期内，在本院服务，成绩优良，特给证书，以资证明。

宁波华美医院院长：丁立成

中华民国三十七年十月三十日

宁波华美医院

【说明】此文献现藏于宁波市档案馆，编号：306-1-35。

毕业证明书存根（叶灵惠）

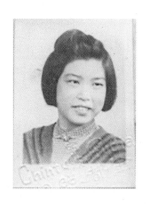

存根

学生叶灵惠，系浙江省慈溪县人，现年二十一岁，在本院学习病理化验科二年，考查成绩及格，准予毕业，此证。

民国三十七年十一月

【说明】

（一）此存根右侧见一行骑缝字号"验字第十二号"，已被截为半字，骑缝字号处钤印一方，仅残一半印文，据相关文献可知，其印文为"宁波华美医院之钤记"。

（二）此存根贴叶灵惠正面免冠半身照，照片下方印有"宁波金都照相 Chintu Media"中英文诸字，系照相馆商标。

（三）此文献现藏于宁波市档案馆，编号：306-1-35。

毕业证明书存根（江贤骥）

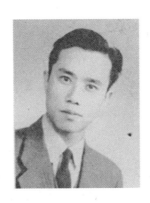

存根

学生江贤骥，系江苏省吴县人，现年念（廿）七岁，在本院学习化验科二年，考查成绩及格，准予毕业，此证。

院长：丁立成

中华民国三十七年十一月

学习算（？）二年，另给服务证书乙（一）纸。

【说明】

（一）此存根右侧见一行骑缝字号"化字第九号"，已被截为半字，骑缝字号处钤印一方，仅残一半印文，据相关文献可知，其印文为"宁波华美医院之钤记"。

（二）此存根贴江贤骥正面免冠半身照，照片下方印有"宁波绿宝摄影"诸字，系照相馆商标。

（三）此文献现藏于宁波市档案馆，编号：306-1-35。

甬江女子中学 1948 年教职员名录（节选）

在校师生（教职员之部）

教职员各以到校年月为序

姓名	别字	籍贯	性别	职别	资历	到校年月
沈贻芗		奉化	女	校长、训育主任兼英语教员	美国本薛文尼亚大学文学硕士，曾任本中学校长兼教员二十一年。	三十四年八月
汤默思夫人		美国	女	英语教员	美国波士顿薛米诺大学理学硕士，曾在薛米诺大学任教四年，本中学英语教员二年。	三十五年八月
王秀霞		鄞县	女	护士军护教员兼级任导师	宁波私立华美高级护士职业学校毕业，曾任宁波私立华美高级护士职业学校教员四年，校长三年。	三十七年九月
丁立成		镇海	男	校医	国立齐鲁大学医学院毕业，现任华美医院院长，本中学校医三年半。	三十四年九月

【说明】上述名录刊载于《鄞县私立甬江女子中学廿五周年纪念刊》
（1948.11）。

沈贻芗正面免冠半身照（1948）

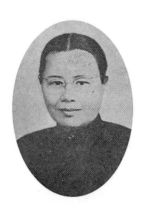

【图释与说明】

（一）此照片正下方题"现任校长沈贻芗女士"。

（二）沈贻芗，1901 年 11 月 6 日出生，浙江奉化人，圣模女校毕业，留校任教一年，1926 年上海沪江大学教育系毕业，重回圣模女校任教，并任教务主任，1927 年任甬江女中首任国人校长，1934 年赴美国宾夕法尼亚州立大学学习，获文学硕士学位，1937 年夏回国，继任甬江女中校长、训育主任兼英语教员，华美医院代行院长等职，贡献卓著。1951 年 5 月始遭受多次政治运动冲击，历经坎坷，1983 年初平反昭雪，终生未婚，1989 年 9 月 26 日逝世于上海，葬于奉化溪口亭下村，其后半生遭遇令人嘘唏。

（三）刊载于《鄞县私立甬江女子中学廿五周年纪念刊》（1948.11）。

中华基督教浙沪浸礼议会事工纪要（1948.12）

议会事工纪要

......

西教士奉令归国，邬裴聂三氏告老

议会西教士顷奉美大使馆撤侨之通知，均已先后归国，计杭州邬福安夫妇，裴德生女士，艾白兰女士，穆克乐女士，汪德满女士，计高德夫妇；[一]绍兴韩默思夫妇，倪女士，柏美蝶女士，沙士满女士；宁波汤默思医师，韩碧玲女士；上海聂士麦牧师夫妇等，各地同工暨各校师生咸表依恋之感。邬、裴、聂三氏告老退休，议会同工以邬氏等服务议会贡献良多，特去函表示谢忱，并致敬意。

......

宁绍医院联合会丁立成院长膺选理事

浙江省卫生处谋全省公私立医院之联系，学术之进步，分全省为若干个卫生区，宁绍区医院联合会于十二月十二日在绍兴成立，议会宁波华美医院、绍兴福康医院均加入为会员，华美丁立成院长并被推为该会理事。

......

议会各部对时局主张，决定继续工作，坚守各人岗位

议会执委会扩大会议以时局动荡，人心惶恐，本会各部工作今后方针如何，经提出大会讨论，金以基督教以宣扬救恩与实现天国为宗旨，现在面对的艰局正是基督徒工作的机会，当经决定各地工作人员应各守岗位，坚定信心，绝不中断，各学校、医院尽量维持至最后关头，加强联系，互助合作，静候主恩之来临。

......

【校记与考释】

〔一〕"计高德"，Gilbert，下同，不另出校。

【说明】上述纪要刊载于《普福钟》1948 年 12 月 15 日（复刊第 3 卷第 12 期）。

中华基督教浙沪浸礼议会执行委员会通讯表决案（1948.11.22）

议会执行委员会通讯表决案（二）

卅七年十一月廿二日

48156：服务议会之西教士因时局关系接受美国领事馆之劝告，将撤退至本国或邻近安全地区而离职案。决议：本会对男女西教士于抗战胜利后，重来我议会服务襄助各部事工之进行表示谢意，并除对撤侨中之邬福安牧师与其夫人、聂士麦牧师与其夫人、裴德生女士等因年老而退职更表深切之谢悃外，希望其他男女西教士于最近期内在可能时仍回本会继续服务议会之教育、医药与布道等事业，以贯彻宣教精神。

……

48161：议会学校、医院及教会等及其负责之董事会注意并早日筹划关于行政及必需之维持用款，以减轻非常时期之困难。

……

【说 明】上述表决案刊载于《普福钟》1948 年 12 月 15 日（复刊第 3 卷第 12 期）。

华美护校学生健康检查统计报告表（1948.12.6）

宁波私立华美高级护士职业学校三十七年度学生健康检查统计报告表

（印）宁波私立华美高级护士职业学校钤记

	参加检查总人数	有疾病者总人数	视力		听力		耳病	沙眼	其他眼病	牙齿	扁桃腺	淋巴腺	皮肤	循环系	呼吸器	整形外科
			一近视眼	二近视眼	一耳障碍	二耳障碍										
共计	70	42		6			2	20	3	17	18				1	
男																
女	70	42		6			2	20	3	17	18				1	

校长：倪素琴（印）倪素琴　　填造员：张冰梅（印）张冰梅　　卅七年十二月六日

【说明】此文献现藏于宁波市档案馆，编号：旧 10-1-42。

华美护校学生平均身长体重表（1948.12.6）

宁波私立华美高级护士职业学校三十七年度学生平均身长体重表

（印）宁波私立华美高级护士职业学校钤记

年龄（足岁）	男生			女生		
	人数	平均身长（公分）	平均体重（公斤）	人数	平均身长（公分）	平均体重（公斤）
十五岁				2	117.10	44.45
十六岁				7	120.60	45.50
十七岁				7	127.00	50.80
十八岁				14	130.00	53.40
十九岁				12	127.00	51.50
廿岁				12	136.50	54.00
廿一岁				12	125.00	52.20
廿二岁				2	130.00	53.30
廿三岁				2	134.00	54.00

校长：倪素琴（印）倪素琴　　填造员：张冰梅（印）张冰梅　　37年12月6日编报

【说明】此文献现藏于宁波市档案馆，编号：旧10-1-42。

中华基督教浙沪浸礼议会执行委员会
扩大会议记录（1948.12.10—12）

议会执行委员会扩大会议记录

日期：卅七年十二月十日下午七时起至十二日晚九时止。

地点：杭州中正街 474 号高德堂。

第一次会议：十日晚间七时。

出席者：蒋德恩、丁立成、顾溥森、周觉昧、陈肯堂、吴志新、祝宝庆、王起莘、潘连奎、陈达农、俞国桢、鲍哲庆、戚伟英、许再信。

……

讨论事项：（八时廿分开始）

48164：关于通讯表决事宜请讨论案。决议：

一、追认陈文海立牧事宜。

二、追认关于西教士撤退之通讯表决案。

末由施天命、陈肯堂祈祷后散会。

第二次会议：十一日上午九时，晨祷由顾溥森牧师主领。

出席者：蒋德恩、顾溥森、徐佐青、丁立成、周觉昧、祝宝庆、许再信、陈肯堂、王起莘、俞国桢、潘连奎、陈达农、鲍哲庆、吴志新、戚伟英、施天命、林德修。

议决事项：

48165：议决公推丁立成、顾溥森为委员，审查常务委员及经济委员会记录。

……

第三次会议：十一日下午二时起。

出席者：蒋德恩、徐佐青、丁立成、顾溥森、王起莘、潘连奎、祝宝庆、陈达农、吴志新、俞国桢、陈肯堂、李乃英、郁云卿、鲍哲庆、戚伟英、许再信、施天命、林德修。

一、关于工作人员者

（一）西教士

48168：根据总干事报告，西教士于十一月间撤退，除通讯表决外，记录备查。

48169：本会布道干事邬福安、教育干事聂兰逊、医药干事汤默思、宗教教育干事柏美蝶、基督化家庭干事米美德，因撤退暂时离职，记录备查。

……

48171：各区西教士在华服务努力，今因撤退离职，应请美总差会于将来时局平静后即派各西教士返华继续合作。

48172：根据上半年记录，将本会需要之西教士名单送美备案。

……

48180：总干事报告，议会医院附设之护士学校已得省教育厅核准备案为高级护士职业学校，赞成各该校董事会分别聘请：

（一）倪素琴为宁波华美医院高级护士学校校长。

……

48184：非常时期各区扩大组织并请下列各位为各该区负责委员。

……

（三）宁波：吴志新、丁立成、俞国桢、沈贻芎、戚伟英，吴志新为召集人。

……

第四次会议：十一日晚七时。

出席者：蒋德恩、顾溥森、丁立成、徐佐青、李乃英、周觉眛、王起莘、陈肯堂、吴志新、祝宝庆、俞国桢、潘连奎、陈达农、郁云卿、曹素月、鲍哲庆、戚伟英、许再信、林德修、施天命。

……

48189：关于医院事宜接受医药组讨论之建议。

1. 各区医院行政责任须由院董、院务会议及主要职员公司负担之。

2. 护士学校在可能范围内继续招收新生，惟酌收膳杂费。

3. 对于药物材料须随时节省并随时补充，又应以采用本地出品为原则。

4. 议会三处医院如遇有紧急问题，应互相联络，对于物资、人才应互助合作。

5. 继续维持设置免费床位。

6. 议会医院应加入各地医院联合会。

……

第五次会议：十二日晚七时。

出席者：顾溥森、丁立成、李乃英、蒋德恩、周觉昧、陈肯堂、祝宝庆、戚伟英、吴志新、陈达农、王起莘、鲍哲庆、许再信、郁云卿、施天命、林德修、鲍胡恩。

……

【说明】上述记录刊载于《普福钟》1948 年 12 月 15 日（复刊第 3 卷第 12 期）。

七个月来宁波华美医院集体防痨检查之报告

（曹素月）

　　肺痨病传怖（布）之广，[一]为害之烈，早为全世界所公正之事实，且为医学界数十年来竭力研究防治之对象，吾国因国民经济枯竭及科学落后，致肺痨病之传布，大为猖獗，每年死于此疾者约在百万人以上，影响民族础康及国民生计至巨。关于肺痨病之管理，近年来世界先进各国均采用积极之集体防治以补个别病案治疗之不足。敝院研究本院十余年来门诊之统计，肺病患者之数字，每年皆占显要位置，可见社会肺痨病患者数字实为惊人，至诊治所付之精神及物质之代价虽大，而实际所得之利益则甚渺小。经研究，结果亦认为对此种传布广泛之疾病必须施以集团之检查与治疗。所谓集体防治，不外：（一）早期诊断，有赖于团体检查，因肺痨病在初期并无任何症象，若能在一般健康群众中，找出尚无症象之早期患者，施以适当之治疗及教育，必能收良好之效果。（二）隔离患病者，使其疾病不再传染别人。（三）BCG 接种，BCG 为一种结核菌苗，注射于未受过传染之人体，可以使身体发生对肺痨菌的抵杭（抗）力，[二]以后再遇传染，即不致发生肺痨。（四）卫生教育，使一般人对肺痨病有正确之认识。

　　宁波于民国卅六年十月成立防痨委员会，鄙院被推为防痨委员会第二中心诊所。爰自本年五月以来，根据上述四大原则，推行防痨事宜。关于第一项早期诊断，敝院七个月来用 X 光检查学生及病人 11884 人，检查之方式及结果，另列表报告于后。关于第二项隔离病能人，[三]虽然最理想的办法还是所有的肺痨患者都稳住疗养院或肺痨村，但这种办法必须社会经济施定，方能谈到。敝院虽隔离床四十只，亦仅为颁特别治疗或手术者所设，与整个社会之需要相差殊远，在目前困难之状况下，则对患者之个别隔离，实属紧要。鄙院对于凡确定有肺痨病之人，除通知其按时来肺科门诊外，并派公共卫生护士做家庭拜访，指导家庭隔离之技术，以防止其家人之被传染，大多数患者均能接受此种指导。关于第三项 BCG 预防接种，我国卫生部有计划自制 BCG 疫苗供全国各地应用，惟目前此种制造，尚未能大量出国（？），只有两三之大市都如南京、上海、北平收到世界卫生组织起来少数 BCG 做初步之试验，宁波不在试验区内。且 BCG 之接种主要对象为未曾受染之儿童，在接种之前必须晓得肺痨病传染之数目，故鄞除自十月份起，对于十九岁以下之儿童，做普遍之结核菌素试验。由此试验之结果，一方面知道当地肺痨病传染之状况，一方面可作为 BCG 积极接种预防初步工作。关于第四项之卫生宣传，鄞院送派公共卫生医师及护士到各校演讲及家庭个别教导外，并参加宁波防痨协会举办之防痨宣传大会及防痨有奖征文。惟此项工作虽已开始，不过仍限少数，必须大量展开，俾使我国一般民众，人人知道痨病之可怕，人人知重对痨病之预防，此刻非一二人之能力所能为，尚有赖于我各界同人及社会热心人七（士）之努力也。[四]

集体检查之结果：

检查分组：（一）健康组；（二）门诊组。

检查方法：（一）用 X 光莹屏透视，由五月至十一月底；（二）用小型 X 光片摄影，由一月至十一月底。凡用上述方法发现有肺病嫌疑者，皆令其拍摄大 X 光照片以确定。

检查人数：

用荧屏透视者，一万零三百八十四人。

用小型 X 光片摄影者，二千四百七十六人。

用拍摄大 X 光片者，六百廿四人。

（一）健康组

以学校及其他机关之健康群众为对象计：

甬江女中，六百人。

浙东中学，八百六十三人。

益三中学，二百五十四人。

省立宁中，七百八十九人。

三一中学，八百二十八人。

大中中学，一百三十四人。

效实中学，五百廿九人。

高工职业学校，三百九十三人。

县立商校，三百七十八人。

鄞县师范，一百九十七人。

伯特利圣经学院，八十四人。

仁爱圣经院，廿六人。

锦堂师范，五十三人。

华东圣经院，四十九人。

忠义初中，八十三人。

圣模小学，三百十六人。

崇德小学，四百六十七人。

三一小学，三百四十六人。

教会团体，二百五十八人。

华美医院职工，一百五十一人。

福利钱庄，十七人。

四明电话公司，一百三十一人。

鄞转电信局，十二人。

肺痨患者之家属，一百八十一人。

斐迪小学，二百五十二人。

以上共检查七千三百九十一人，其中三百五十人归入门诊组，有十九人未经确实诊断外，将七千零二十二人分析如下：

男性四千七百六十三人（67.83%），女性二千二百五十九人（32.17%），无病者六千二百十四人（88.49%），有活动性肺痨病者二百六十三人（3.75%），非活动性肺痨病者三百二十三人（4.56%），有可疑性肺痨病者一百四十二人（2.02%），其他非结核性病者八十人（1.15%）。

在所有活动性肺痨病患者中有：初期者一百〇三人（63.58%），中度进行期者四十八人（29.63%），晚期者，廿一人（6.7%）。

（一）门诊组

以本院之门诊病人及自请检查身体之个人为对象，共检查四千七百七十三人：男性二千九百九十六人（62.77%），女性一千七百七十七人（37.23%），无病者二千六百二十二人（54.93%），有活动性肺痨病者一千一百十九人（23.44%），非活动性肺痨病者二百六十人（5.45%），有肺痨病可疑性者一百八十五人（3.87%），非结核性病二百八十七人（6.02%）。

在活动性患者中：初期者四百七十八人（42.72%），中度进行期者三百六十人（32.17%），晚期者二百八十一人（25.11%）。

结核菌素检查之结果。

检查法：用 PPD 菌素做皮内注射位置在左下臂前面之上三分之一处，第一次注射一单位，注射七十二小时后检查局部有无红肿反应，呈阴性反应者第二次注射一百单位，七十二小时后再看局部有无反应，如仍无反应始可算为阴性。

检查结果：受查的年龄多在廿岁以下，共查一千一百零三人，男性八百零一人，女性三百零二人，呈阳性反应者七百四十九人，呈阴性反应者三百五十四人，依年龄分为五组：

四岁以下共验查四人，呈阳性反应者占百分之廿五。

五岁至九岁者共检查三百七十七人，呈阳性反应者占百分之 55.96。

十岁至十四岁者共检查五百八十一人，呈阳性反应者占百分之 72.8。

十五岁至十九岁者共检查一百十九人，呈阳性反应者占百分之 80.57。

廿岁以上者共检查二人，皆呈阳性反应。

由以上结果，可见年龄愈长受传染之机会愈多，但有一点事实必须认识，即凡已受传染之人未必皆患活动性痨病，其未成病者即在体内发生一种抵抗力，以后再受传染时可不致成病。BCG 接种之对象为结核菌素试验呈阴性反应之儿童，使其身体发生抵抗力，目前结核菌素试验之人数仅一千一百零三人，尚须继续检查，以期达到更确实之结果焉。

【校 记】

〔一〕"怖"，据文义校作"布"。

〔二〕"杭"，据文义校作"抗"。

〔三〕"能"，衍文，当删。

〔四〕"七"，据文义校作"士"。

【说 明】上述报告刊载于《宁波日报》1948 年 12 月 16 日。

服务证明书（周美德）

查护士周美德，系浙江省诸暨县人，现年四十二岁，自民国卅五年七月起，至卅六年十一月卅一日止，于上开期内，在本院服务，成绩优良，特此证明。

院长：丁立成
中华民国卅七年十二月二十日
宁波华美医院

【**说明**】此文献现藏于宁波市档案馆，编号：306-1-35。

华美医院薪俸津贴膳金报告表（1948 年 12 月份）

		姓名		底数	薪金及津贴	生活津贴	小计	膳金	总计	备考
医务部	1	丁立成	医	250.00	250.00	42.00	292.00	138.60	430.60	
	2	夏禹铭	医	200.00	200.00	42.00	242.00	138.60	380.60	
	3	马友芳	医	170.00	170.00	42.00	212.00	138.60	350.60	
	4	刘贤良	医	160.00	160.00	42.00	202.00	138.60	340.60	
	5	钟怡阶	医	130.00	130.00	42.00	172.00	173.29	345.29	
	6	刁国芳	医	100.00	100.00	42.00	142.00	138.60	280.60	
	7	林秉权	医	100.00	50.00	21.00	71.00	173.29	244.29	
	8	曹素月	医	100.00	100.00	42.00	172.00	138.60	280.60	
	9	马勉行	医	130.00	130.00	42.00	172.00	138.60	310.60	
	10	林强	医	70.00	70.00	42.00	112.00		112.00	
	11	俞佩英	医	60.00	60.00	42.00	102.00	138.60	240.60	
	12	周宏泉	医	50.00	50.00	42.00	92.00	173.29	265.29	
	13	徐长生	医	40.00	40.00	42.00	82.00	173.29	255.29	

续表

	姓名		底数	薪金及津贴	生活津贴	小计	膳金	总计	备考
14	张成志	医	65.00	65.00	42.00	107.00	173.29	280.29	
15	郑其炳	护	36.00	36.00	42.00	78.00	173.29	251.29	
16	李志良	药	35.00	35.00	42.00	77.00	173.29	250.29	
17	许国芳	化	50.00	50.00	42.00	92.00	173.29	265.29	
18	陈信德	化	35.00	35.00	42.00	77.00	173.29	250.29	
19	丁闰训	化	30.00	30.00	42.00	72.00	173.29	245.29	
20	朱旭东	护	55.00	55.00	42.00	97.00		97.00	
21	王恩美	护	40.00	40.00	42.00	82.00	173.29	255.29	
22	金兆德	护	40.00	40.00	42.00	82.00		82.00	
23	马丽雅	护	40.00	40.00	42.00	82.00	173.29	255.29	
24	倪素俊	护	35.00	35.00	42.00	77.00	173.29	250.29	
25	李秀卿	护	35.00	35.00	42.00	77.00	173.29	250.29	
26	杨亚萍	护	35.00	35.00	42.00	77.00	173.29	250.29	
27	王桂卿	护	30.00	30.00	42.00	72.00	173.29	245.29	
28	丁启范	护	30.00	30.00	42.00	72.00	173.29	245.29	
29	钟美音	护	25.00	25.00	42.00	67.00	173.29	240.29	

医务部

续表

序号	姓名	底数	薪金及津贴	生活津贴	小计	膳金	总计	备考
30	护 范秀云	20.00	20.00	42.00	62.00	173.29	235.29	
31	护 王秀英	20.00	20.00	42.00	62.00	173.29	235.29	
32	护 童退龄	20.00	20.00	42.00	62.00	173.29	235.29	
33	化 叶灵惠	20.00	20.00	42.00	62.00	173.29	235.29	
34	江贤骙	5.00	5.00		5.00	173.29	178.29	
35	谢云				173.29	173.29		
36	童华真				173.29	173.29		
37	楼亚男				173.29	173.29		
38	王鸣				173.29	173.29		
39	何绣章				173.29	173.29		
40	柴志梅（美）[一]				173.29	173.29		
41	赵文英				173.29	173.29		
42	唐清（青）华				173.29	173.29		
43	胡嘉荷				173.29	173.29		
44	袁芳梅				173.29	173.29		
45	葛素银				173.29	173.29		

医务部

续表

	姓名	底数	薪金及津贴	生活津贴	小计	膳金	总计	备考
46	郑海声				173.29	173.29		
47	张瑾吟				173.29	173.29		
48	陈美善				173.29	173.29		
49	李亦芬（芬）				173.29	173.29		
50	陈文珍				173.29	173.29		
51	罗佩娟				173.29	173.29		
52	陈斐				173.29	173.29		
53	刘靖为				173.29	173.29		
54	戴吟霞				173.29	173.29		
55	张文慈				173.29	173.29		
56	谭萍				173.29	173.29		
57	邱瑞媚				173.29	173.29		
58	赵华珍				173.29	173.29		
59	陈盈德				173.29	173.29		
60	徐郇英				173.29	173.29		
61	吴心（沁）如[二]				173.29	173.29		

医务部

续表

	姓名	底数	薪金及津贴	生活津贴	小计	膳金	总计	备考
62	郑丽铭				173.29	173.29		
63	虞维安				173.29	173.29		
64	吴秀清				173.29	173.29		
65	郁清华				173.29	173.29		
66	泛贵娥				173.29	173.29		
67	茅芸芳				173.29	173.29		
68	俞婉文				173.29	173.29		
69	陆佳住				173.29	173.29		
70	徐洛				173.29	173.29		
71	徐翔云				173.29	173.29		
72	陈茂湖				173.29	173.29		
73	陈美（梅）卿				173.29	173.29		
74	高兆住				173.29	173.29		
75	咸霞卿				173.29	173.29		
76	虞信爱				173.29	173.29		

医务部

续表

	姓名	底数	薪金及津贴	生活津贴	小计	膳金	总计	备考
77	杨培棋				173.29	173.29		
78	戴链美				173.29	173.29		
79	魏凌云				173.29	173.29		
80	谭文娟				173.29	173.29		
81	陈毓英				173.29	173.29		
82	袁瑞芬				173.29	173.29		
83	裘沈欣				173.29	173.29		
84	张忠贤				173.29	173.29		
85	马秀屏				173.29	173.29		
86	阮慧玉				173.29	173.29		
87	萧赛棋				173.29	173.29		
88	丁言骊				173.29	173.29		
89	袁珍棣				173.29	173.29		
90	顾瑞棣				173.29	173.29		
91	张润（闰）兰[三]				173.29	173.29		
92	张安玲				173.29	173.29		

医务部

续表

	姓名	底数	薪金及津贴	生活津贴	小计	膳金	总计	备考
93	沃健美				173.29	173.29		
94	张林芳				173.29	173.29		
95	钱剑戟（故）[四]				173.29	173.29		
96	李美英				173.29	173.29		
97	张爱瑜				173.29	173.29		
98	汪稣珍				173.29	173.29		
99	陈谦华				173.29	173.29		
100	张佩文				173.29	173.29		
101	俞鄂女				173.29	173.29		
102	葛福音				173.29	173.29		
103	鲍维奋				173.29	173.29		
104	张丽文				173.29	173.29		
105	陈文嫩				173.29	173.29		
106	潘嫩华				173.29	173.29		
107	张会华				173.29	173.29		
108	李秀华				173.29	173.29		
医务部		2261.00	2211.00	1365.00	3576.00	17917.93	21493.93	

续表

	姓名	底数	薪金及津贴	生活津贴	小计	膳金	总计	备考
1	奚大根	10.00	10.00	22.40	32.40	173.29	205.69	
2	张燮生（垄）	10.00	10.00	22.40	32.40	173.29	205.69	
3	戴顺昌	10.00	10.00	22.40	32.40	173.29	205.69	
4	奚大炳	10.00	10.00	22.40	32.40	173.29	205.69	
5	吕道绵	10.00	10.00	22.40	32.40	173.29	205.69	
6	刘阿三	10.00	10.00	22.40	32.40	173.29	205.69	
7	高孝奎	10.00	10.00	22.40	32.40	173.29	205.69	
8	林定甫	10.00	10.00	22.40	32.40	173.29	205.69	
9	任愿（元）恩	10.00	10.00	22.40	32.40	173.29	205.69	
10	郁宏生	10.00	10.00	22.40	32.40	173.29	205.69	
11	卢殿臣	10.00	10.00	22.40	32.40	173.29	205.69	
12	童阿贵	10.00	10.00	22.40	32.40	173.29	205.69	
13	竺甫川	10.00	10.00	22.40	32.40	173.29	205.69	
14	童良松	10.00	10.00	22.40	32.40	173.29	205.69	
15	刘桂仙	5.00	5.00	22.40	27.40	173.29	200.69	
16	张楼氏	5.00	5.00	22.40	27.40	173.29	200.69	

工作部

续表

		姓名	底数	薪金及津贴	生活津贴	小计	膳金	总计	备考
工作部	17	邬阿翠	5.00	5.00	22.40	27.40	173.29	200.69	
	18	滕金凤	5.00	5.00	22.40	27.40	173.29	200.69	
	19	谢滕氏	5.00	5.00	22.40	27.40	173.29	200.69	
			165.00	165.00	425.60	590.60	3292.51	3883.11	
洗衣作	1	郁廷（贤）庆（卿）	13.50	13.50	22.40	35.90	173.29	209.19	
	2	朱阿狗	12.00	12.00	22.40	34.40	173.29	207.69	
	3	葛福卿	12.00	12.00	22.40	34.40	173.29	207.69	
	4	唐宝林	12.00	12.00	22.40	34.40	173.29	207.69	
			49.50	49.50	89.60	139.10	693.16	832.26	
管理部	1	何承宗	75.00	75.00	42.00	117.00	173.29	290.29	
	2	沈屏侯	50.00	50.00	42.00	92.00	173.29	265.29	
	3	洪兆潘	40.00	40.00	42.00	82.00	138.60	220.60	
	4	胡叔云	40.00	40.00	42.00	82.00	138.60	220.60	
	5	陶德生	30.00	30.00	42.00	72.00	173.29	245.29	
	6	白女士	40.00	40.00	42.00	82.00	138.60	220.60	
			275.00	275.00	252.00	527.00	935.67	1462.67	

续表

	序号	姓名	底数	薪金及津贴	生活津贴	小计	膳金	总计	备考
修理部	1	郁云卿	90.00	90.00	42.00	132.00	173.29	305.29	
	2	丁丽苗	20.00	20.00	42.00	62.00	173.29	235.29	
	3	蔡同坤	30.00	30.00	22.40	72.00	173.29	245.29	
		卢绪申	30.00	30.00	42.00	52.40	173.29	225.69	
			170.00	170.00	148.40	318.40	693.16	1011.56	
公益部	1	吴信培	60.00	60.00	42.00	102.00	138.60	240.60	
	2	董秀云	50.00	50.00	42.00	92.00	173.29	265.29	
	3	严　溙	60.00	60.00	42.00	102.00	173.29	275.29	
	4	陈洛意	35.00	35.00	42.00	77.00	173.29	250.29	
	5	丁守训	35.00	35.00	42.00	77.00	138.60	215.60	
	6	蒋克昭	20.00	20.00	42.00	62.00	173.29	235.29	
	7	汪孝恩	15.00	15.00	42.00	57.00	173.29	230.29	
			275.00	275.00	294.00	569.00	1143.65	1712.65	
厨房	1	刘秀凤	40.00	40.00	42.00	82.00	173.29	255.29	
	2	冯岳琴	12.00	12.00	22.40	34.40	173.29	207.69	
	3	陈云棠	12.00	12.00	22.40	34.40	173.29	207.69	

续表

		姓名	底数	薪金及津贴	生活津贴	小计	膳金	总计	备考
厨房	4	吕孔亮	12.00	12.00	22.40	34.40	173.29	207.69	
	5	陈阿幸	10.00	10.00	22.40	32.40	173.29	205.69	
	6	邵桂松	10.00	10.00	22.40	32.40	173.29	205.69	
	7	卢传玉	10.00	10.00	22.40	32.40	173.29	205.69	
	8	陆四海	10.00	10.00	22.40	32.40	173.29	205.69	
			116.00	116.00	198.80	314.80	1386.32	1701.12	
护士学校	1	倪素琴	45.00	45.00	42.00	87.00	138.60	225.60	
	2	张冰梅	35.00	35.00	42.00	77.00	173.29	250.29	
	3	马焕英	35.00	35.00	42.00	77.00	173.29	250.29	
	4	马决觉	30.00	30.00	42.00	72.00	173.29	245.29	
			145.00	145.00	168.00	313.00	658.47	971.47	
短工	1	陈菊棠	12.00	12.00	22.40	34.40	173.29	207.69	
	2	朱华成	10.00	10.00	22.40	32.40	173.29	205.69	
	3	张文忠	10.00	10.00	22.40	32.40	173.29	205.69	
	4	姚阿仁	10.00	10.00	22.40	32.40	173.29	205.69	
	5	朱全元	10.00	10.00	22.40	32.40	173.29	205.69	

续表

	姓名	底数	薪金及津贴	生活津贴	小计	膳金	总计	备考
6	胡纪立	10.00	10.00	22.40	32.40	173.29	205.69	
7	黎贵祥	10.00	10.00	22.40	32.40	173.29	205.69	
8	戴荣生	10.00	10.00	22.40	32.40	173.29	205.69	
9	黎富鹤	10.00	10.00	22.40	32.40	173.29	205.69	
10	庚阿表	10.00	10.00	22.40	32.40	173.29	205.69	
11	戴德茂	10.00	10.00	22.40	32.40	173.29	205.69	
12	胡全桂	10.00	10.00	22.40	32.40	173.29	205.69	
13	金荣章	10.00	10.00	22.40	32.40	173.29	205.69	
14	俞定	10.00	10.00	22.40	32.40	173.29	205.69	
15	沃和美	10.00	10.00	22.40	32.40	173.29	205.69	
16	胡定宝	10.00	10.00	22.40	32.40	173.29	205.69	
17	陈多加	6.00	6.00	22.40	28.40	173.29	201.69	
18	冯阿凤	5.00	5.00	22.40	27.40	173.29	200.69	
19	陈蔡氏	5.00	5.00	22.40	27.40	173.29	200.69	
20 短工	单杏娟（菊）[五]		16.80	16.80	173.29	190.09		
21	高素莲		16.80	16.80	173.29	190.09		

续表

	序号	姓名	底数	薪金及津贴	生活津贴	小计	膳金	总计	备考
短工	22	唐同贵（六）				173.29	173.29		
	23	胡阿章				173.29	173.29		
			178.00	178.00	459.20	637.20	3985.67	4622.87	
		医务部	2261.00	2211.00	1365.00	3576.00	17917.93	21493.93	
		工作部	165.00	165.00	425.60	590.60	3292.51	3883.11	
		洗衣作	49.50	49.50	89.00	139.10	693.16	832.26	
		管理部	275.00	275.00	250.00	527.00	935.67	1462.67	
		修理部	170.00	170.00	148.40	318.40	693.16	1011.56	
		公益部	275.00	275.00	294.00	569.00	1143.65	1712.65	
		护士学校	145.00	145.00	168.00	313.00	658.47	971.47	
			3340.50	3290.50	2742.60	6033.10	25334.55	31367.65	
		短工	178.00	178.00	459.20	637.20	3985.67	4622.87	
		开刀间及半夜班餐费				804.60	804.60		
		夜班蛋				180.00	180.00		
总数			3518.50	3468.50	3201.80	6670.30	30304.82	36975.12	

合计：　　　　覆核员：　　　　制表员：

【校记与考释】

〔一〕"梅"，据相关文献校作"美"，下同，不另出校。

〔二〕"心"，据相关文献校作"沁"，下同，不另出校。

〔三〕"润"，据相关文献校作"闰"，下同，不另出校。

〔四〕"敲"，据相关文献校作"敌"，下同，不另出校。

〔五〕"娟"，据相关文献校作"菊"，下同，不另出校。

〔六〕"唐同贵"，"唐惠庆"之别号，下同，不另出校。

【说 明】现存《华美医院薪俸津贴膳金报告表（1948 年 1—12 月份）》，限于篇幅，此处仅收录是年 12 月份作参考，此文献现藏于宁波市档案馆，编号：306-1-35。

华美护校概况调查表（1948 年度第 1 学期）

宁波私立华美高级护士职业学校卅七年度第一学期概况查报表

（印）宁波私立华美高级护士职业学校钤记

高级职业																
春秋季别	班级数					学生数								本学期应届毕业生数		
	共计	三年级	二年级	一年级	试读级	共计	三年级		二年级		一年级		试读级		共计	男	女
							男	女	男	女	男	女	男	女			
共计	5(5)	1	2	1	1	70		7		16		16		31	7		7
护士科	春季		1	1	1				7		7		16				7
	秋季			1		1							9		31		
科	春季																
	秋季																

初级职业												
春秋季别	班级数					学生数						本学期应届毕业生数
	共计	三年级	二年级	一年级	共计	三年级		二年级		一年级		共计
						男	女	男	女	男	女	共计 / 男 / 女
共计												
科	春季											
	秋季											
科	春季											
	秋季											

教职员数					岁出经费数					所属职业学校区	校址	备注
共计	教员		职员		共计	经常门			特殊门			
	男	女	男	女		俸给费	办公费	特别费				
13	3	9	1		20102元（金圆）	9240元	420元	1016元	344元	鄞区	宁波望京路五号	护士科修业期限为三年（试读半年）

【说明】此文献现藏于宁波市档案馆，编号：旧 10-1-42。

华美护校师生合影（1948）

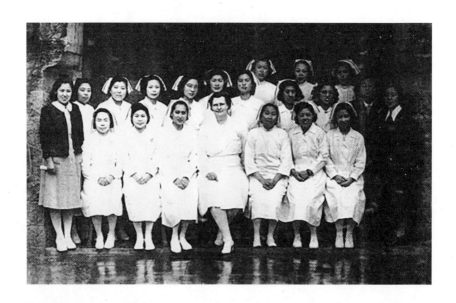

【图释与说明】

（一）此照片摄于新院拱形门前。

（二）此照片前排左起，第一位是陈洛意，第四位是倪素琴，第五位是韩碧玲。

（三）刊载于宁波市第二医院编著《世纪华美 厚德鼎新——宁波市第二医院建院 170 周年纪念》，第 77 页，并注云："1948 年医院护士与华美护校 7 位毕业生合影"。

1949 年

甬江女子中学重建教学楼奠基礼摄影

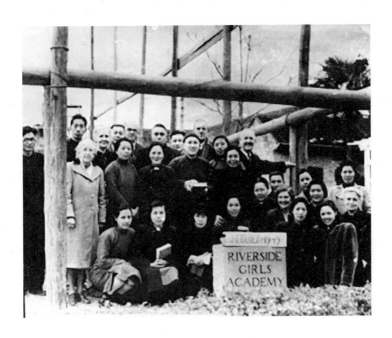

【图释与说明】

（一）此照片前排右起，第一位是汤默思夫人格特鲁德。后排见丁立成、汤默思等。

（二）此照片前方见一奠基石，见有"Rebuilt 1949. Riverside Girls Academy"诸字。1844 年马利姑娘（Mary Ann Aldersey, 1797.6.24—1868.9.30）于姚江北岸外国人居留地（今江北槐树路一带）创办女校，1857 年与美国长老会柯理夫人（Mrs. Cole）所办之女校合并，由长老会接办，命名为"崇德女校"。此后，罗尔梯第三任夫人杰米玛（Jemima Poppy, 1812.2.17—1869.1.15）复于城北江滨（今永丰路解放桥南堍西侧）帕克（William Parker）医生房子里办浸会女校，后更名为"圣模女校"，与崇德女校隔江相望。1923 年位于甬江之滨战船街新校舍落成，崇德、圣模两女校中学部合并，定名"鄞县私立甬江女子中学"，仍由长老会、浸礼会主办，徐美珍（Dora I. Zimmerman）任首任校长。1927 年始，校务由国人管理，成立校董会，鲍哲庆任董事长，沈贻芗任校长。宁波沦陷于日军期间，校舍遭到破坏。1948 年 10 月 13 日，学校举行 25 周年校庆，蒋介石题词"天下为公"，以示祝贺。1949 年初开始重建教学楼，初夏完工。是年 9 月 17 日，国民党空军误炸甬江女中校舍，复遭劫难，后又修造完竣。1950 年更名"宁波市私立甬江女子中学"，1951 年 7 月宁波市人民政府接管，改为公立，1952 年 2 月更名"宁波市女子中学"，1958 年 8 月改名"宁波市第六中学"，实行男女同校，翌年 7 月复名"宁波市女子中学"，1968 年 4 月复名"宁波市第六中学"，1995 年易名"宁波市职业技术高级中学"，又名"甬江职业高级中学"。2006 年甬江职业高级中学搬离后作为遗址保留。2012 年 5 月 3 日，遗址失火，建于 1930 年之体育馆被烧毁。该校遗址位于今宁波市海曙区和义路 106 号，2015 年 5 月 16 日正式辟为宁波教育博物馆。甬江女子中学培养出包括中国本土首位诺贝尔科学奖获得者屠呦呦在内的一大批人才。

（三）此照片由宁波市基督教协会提供。

服务证明书之二（王恩美）

服务证书

　　查护士王恩美，现年卅一岁，系浙江省鄞县人，自民国卅一年一月起，至民国三十七年十二月底止，在上开七年期内任本院外科病室护士主任，成绩优良，特此证明。

院长：丁立成
中华民国三十八年一月　日
宁波华美医院

【说明】此文献现藏于宁波市档案馆，编号：306-1-37。

浙江省立医学院就楼垂久实习致华美医院函

事由：

为指派楼垂久前往贵院实习函，请查照。由浙江省立医学院公函（教字第 216 号，中华民国三十八年一月二十五日），查本学院春三年级学科修满学生应即派往各大医院实习一年，方得毕业。蒙业苏达立院长接洽，贵院准予收录一名在案，兹指派楼垂久前来实习，希予收录、指导、除饬。该生向贵院报道，并饬将报道日期备查外，相应函达，即请查照为荷。

此致

宁波华美医院

院长：蒋鸥

【说明】

（一）此函钤印一方，印文为"浙江省立医学院关坊"。

（二）此文献现藏于宁波市档案馆，编号：306-1-37。

华美医院董事会常务委员会
会议记录（1949.1.31）

民国三十八年一月华美医院董事会记录

常务委员会会议记录，卅八年一月卅一日下午二时。

地点：医院图书室。

出席：沈贻芗、施明德、〔一〕吴元璋（章）、〔二〕吴志新。

列席：丁院长、汤医师、何承忠。

仪式：吴志新祈祷。

报告：丁院长报告：

经合署之款于古历十二月卅日汇到金圆券一百六十万元，即日购米一百石，该白米价每石一千六百元算，其余之款如何安排，请议决案。决议如下：

1. 买外汇，请汤医师以长途电话询问司库协会。

2. 买西药。

3. 买材料。

4. 买食粮。

主席：沈贻芗（印）沈贻芗印

书记：吴志新（印）吴志新章

【校记与考释】

〔一〕"施明德"，Elleroy M. Smith，下同，不另出校。

〔二〕"璋"，据相关文献校作"章"，下同，不另出校。

【说明】此文献现藏于宁波市档案馆，编号：旧 30-1-50。

Hwa Mei Hospital, Ningpo

Minutes of Executive Committee

Meeting of January 31, 1949

In the library.

Present: Miss Esther Y. Sing, Dr. Smith, Dr. Y. J. Wu, Pastor Wu Ts Sing, Dr. L. C. Ting, ex officio.

By invitation: Dr. Thomas, Mr. Cheng Tsung Ho.

Absent: Dr. T. C. Bau.

The meeting opened with prayer by Pastor Wu.

Dr. Ting reported that Economic Cooperation Administration/CUSA grant of GY$1,600,000.00 had arrived in Ningpo on the last day of the Chinese year, and that instead of the 2,700 bags of rice it had been intended to cover, only 550 bags rice could be bought.

Adjourned.

【说明】此文献现藏于宁波市档案馆，编号：306-1-38。

中华基督教浙沪浸礼议会事工纪要（1949.2）

议会事工纪要

……

议会西教士行踪一束

汤默思医师夫妇与韩碧玲女士现仍留甬，继续在华美医院服务。

……

【说明】上述纪要刊载于《普福钟》1949 年 2 月 15 日（复刊第 4 卷第 2 期）。

中华基督教浙沪浸礼议会
常务委员会记录（1949.2.15）

议会常务委员会记录

日期：民国三十八年二月十五日下午三时。

地点：杭州中正街办事处干事住宅。

出席委员：蒋德恩、徐佐青、周觉昧。

列席干事：鲍哲庆、戚伟英、许再信。

赞成委员：丁立成、顾溥森。

报告事项：

1. 西教士撤退回美事宜（详载《普福钟》二月份新闻）。

2. 西教士留会继续工作人员。

……

【说明】上述记录刊载于《普福钟》1949年3月15日（复刊第4卷第3期）。

华美医院董事会会议记录（1949.2.19）

华美医院一九四九年院董会常会记录

日期：卅八年二月十九日上午。

会场：假汤宅。

出席：院董沈贻芗、施明德、聂士麦代郝培德与施乃德、潘连奎、张益臣、鲍哲庆。

列席：丁院长、汤默思、护士部顾问韩碧玲。

主席：沈贻芗。

代理书记：鲍哲庆。

仪式：聂士麦祈祷。

甲、报告事项，丁院长提出书面报告如下：

一、院务方面

1. 各部工作动态与事工统计。

2. 捐款及院舍修建事宜。

3. 设备之添置。

4. 护士学校。

5. 经济事宜。

6. 宗教与福利事宜。

二、建筑方面

1. 盖建总舍第四层案。

2. 新建门诊室与职员宿舍案。

三、改选院董案

本年满任董事、特约董事吴涵秋应改选案，请常董会办理之。

乙、讨论事宜：

1. 来年预算案。准照院长所提大体通过，交常董会按时审查稽核之。

2. 本院拟在院场南面马路盖建门诊室及职员宿舍案。议决：按照常董会之建议赞成，按计划办理之，并请议会执委会按照合作合同，请美国总差会同意。

3. 关于本院之特别修理，除由美国十字军及援华救济费特款应用及其经常修理费百分之五外，请议会向美国总差会另拨修理费。〔一〕

4. 前由议会拨付之特别救济费，请按目前需要继续拨助以资应用。

主席：沈贻芗（印）沈贻芗印

代理书记：鲍哲庆

【校记】

〔一〕就此问题，见添注"1949 年 2 月，华美医院拟在院子南面建造门诊室及职员宿舍，然而最后的决定权却操在美国总差会手中。医院的修理费亦仰仗帝国主义差会，美国十字军及援华救济费，教会的事业没有自主权，于此可见"。

【说明】此文献现藏于宁波市档案馆，编号：旧 30-1-50。

File

Telegraphic Address:	宁波华美医院
Hwameihos–Ningpo	Hwa Mei Hospital
	Ningpo, China

Minutes of the Annual Meeting of the Board of Directors

February 19, 1949

A meeting of the Board of Directors of Hwa Mei Hospital was called in Dr. Thomas' house on February 19, 1949.

Present: Miss Esther Y. Sing; Dr. Elleroy M. Smith; Mr. A. I. Nasmith, acting for Dr. Hylbert and Dr. Stannard; Dr. L. K. Pan; Mr. Chang Ih Ching; Dr. T. C. Bau, and Dr. L. C. Ting, ex officio.

By invitation: Dr. Thomas and Miss Harris, advisers; Mr. Cheng Tsung Ho, treasurer.

Absent: Dr. Y. J. Wu, Dr. N. T. Wu, Pastor Wu Ts Sing, Rt. Rev. Bishop John Curtis, Mr. Robert Ting.

The meeting was opened by prayer by Mr. Nasmith.

Miss Esther Sing was re-appointed chairman.

Dr. T. C. Bau acted as secretary.

Excuses from absent members were presented.

The minutes of the Executive Committee were read and approved.

The superintendent presented a statistical report of the work of the hospital during 1948 (prepared for International Relief Committee) and commented on different items as he read, covering:

I. Hospital affairs in general:

(a) Statistics of each department's work.

(b) Maintenance and repair, collections made.

(c) Equipment for new wards.

(d) Nursing school.

(e) Financial condition.

(f) Religion and welfare.

(g) Help from relief agencies in supplies etc.

II. Building plans:

(a) Completion of fourth floor for new wards.

(b) Plan for new Out-patient Department, with chapel and dormitory for bachelor staff above.

III. Filling the places of board members whose term has expired, or who have left China:

		Term Expires
Appointed by the Convention	Dr. T. C. Bau	1948
	Dr. L. K. Pan	1950
	Mr. Robert Ting	1949
Appointed by East China Mission	Dr. L. C. Hylbert	1949
	Dr. R. E. Stannard	1948
Appointed by Ningpo District Association	Miss Esther Sing	1949
	Pastor Wu Ts Sing	1950
Co-opted Board of Directors	Rt. Rev. Bishop John Curtis D. D.	1950
	Dr. Elleroy M. Smith	1948
	Mr. Chang Ih Ching	1948
New members invited 1947 by Executive Committee	Dr. Wu Nu Tsen	1950
	Dr. Wu Yen Chiu	1949

[   ] in the board.

Discussions and actions:

1. Voted: That the board approves the statement of budget in terms of rice in general, and that the Executive Committee be asked to act with the superintendent in any readjustments required.

2. Voted: That the building project as outlined be approved.

3. Voted: That through the convention, the mission in New York be asked to meet the cost of major repairs to the hospital.

4. Voted: That the Special Relief Fund given by the convention be continued.

5. Voted: That Dr. Elleroy M. Smith and Mr. Chang Ih Ching be co-opted to serve another term (to 1951). And that the Ningpo District Association be asked to appoint someone, as Miss Sing's term expires this year.

6. Voted: That the convention be asked to forward to the mission in New York all information regarding the building project.

The meeting adjourned with prayer.

Elleroy M. Smith

English Secretary

【说明】此文献现藏于宁波市档案馆，编号：306-1-38。

附董事会会议材料

宁波华美医院三十七年度工作报告

院长丁立成

本年度医务工作之动态

本院自胜利以还，各科治疗及检查等各部工作，力事进展，以期谋地方病家，获得较详细之检查，与完善治疗之职责。查内科部分，对于化验室工具之增添，有电光比色镜、血液化学籍以检查。他如电心脏检验及新陈代谢测验，惭（渐）晋先备之境。〔一〕至 X 光团体检查，事虽初创，成绩尚能粗具。自五月开始至十二月底止，计经查学校二十五所，共学生七千七百八十六人。其他机关团体单位以及门诊受检查者，计五千七百人。能使轻微肺结核早期发觉，得以提前从事合理疗养，收效之宏，诚亦事半而功倍。同时就各学生患者，概由公共卫生护士，作家庭访视，劝导该患者之全体家族，共同来院，享受免费之检查，以防微杜渐之谋，期合防痨之旨。

X 光深部治疗机经汤医师努力装置，夜以继日得以如期完成，开癌症病人救治之门，免患者跋涉沪滨之劳，对于时间、经济俱各获益匪浅矣。

外科方面添聘外科医师，提高功能效率，综览全年外科手术统计亦有显著之进步。

卫生工作部份人员一贯初宗，赓续推进，如学校卫生、防痨运动、简单治疗、防盲工作、梅毒防治、产前检查等等予以免费及简便之手续，籍普遍以推进，成规可循，秩然毕举。

当此医学进步日新月异，本院负提倡科学医术之使命，诸凡一切措施，冀步科学演进之后尘，做到合理而可能之范围，使我浙东胞与病黎得就地而享受新医，庶几尽吾厥责矣。

院舍修建与病室之扩充计划

年来本院业务有蒸蒸日上之象，是故病室之扩充，势不容缓！赖友邦教会机关暨美援救济会之援助，得获完成本院院舍左右两翼，添建四楼之工程，病室籍以增设，如果在计划中之职员宿舍，将来得能得落成时，预计增添病床，可有四十床之数，以免病家留医时有向隅之憾。又本年度复蒙美国浸礼会之协助，购添新式铁床五十九床，所有上年添置之新床，业已油漆一新，将所有各病室之病床，更新舍旧，部署完竣，舒适整齐，使病友修养咸宜也。

车辆与机械之添置

查本院之新增救护车一辆，为美国教会之救济费所购得。卡车一辆系善后救济委员会所拨助。又最近新购小型X光立体拍肺机及附件等亦已运到。此外新置尚有电光比色镜一具，割床机一具以及锅炉铁管等件。又本院之X光机高压方棚承大华科学仪器公司免费改造，以资应用，并志感谢！

业务之探讨与协助之力

医院为社会服务事业，攸关民众之福利，至大且巨。本院本基督之精神，以役于人之方针，渐渐推进业务，辅导病家健康，惟费巨事艰，维持困难，幸赖各方有力之资助，精神之鼓励，得以继续事工，隆情高谊，永感不忘。是项援助，计有美国浸礼会之恩施补助款，每月美金五十元，建筑经费三十元，并救护车费等。美援救济会之补助改建费，计法币二百五十二亿八千万元，以及友邦机械之捐赠，美国教会暨中外好友医药用品、供品、现金等之频频援助，匡协之力，铭感曷极，谨此鸣谢。

惟际此时局蜩螗，前途艰难，是可想见。尤冀中外友好，予以源源匡助，俾本院业务不致落后，是为至幸。

华美高级护士职业学校 1948 年报

本年度本校校务略有进展，兹胪陈于后：

一月份第一星期本校应届毕业生七人参加会考。在抗战期间，因一般教育之顿滞，是故报考护校学生人数稀少。胜利以还，人数渐增。本年三月间举行加冠礼时，试读期满学生，参加加冠礼者，计十八人。

参加毕业会考生各生成绩，旋奉教育部评定分数到校，全体学生俱各及格，本校即将毕业证书呈送浙江省教育厅验印后，即于五月十二日，转行发给各生。查本届毕业生七人，内中有五人留院服务，以遮补医院离职护士之缺。

本校层奉浙江省教育厅令转，以本校成绩优良列在国民政府主席奖学金之例，并拨发法币四百元。有案是项款目，规定作添班之用，惟领到时，与添班费相差悬殊。除另行归垫添班费外，全数作为购置图书之用。

本年七月份有同学七人在西门真神堂受浸礼。现在全校学生中仅十一人为非基督教徒。

暑假中本校校长及医院护士主任先后相继离职，幸经聘得前校长复任，主持校务。回忆前校长，自婚后离甬，数易寒暑，今得伉俪偕来，同时其配偶亦担任医院医师之职。

九月间本校得迁至新课室上课。该课室是医院将新建四层西部全部房屋，拨给本校应用，本校经划分为办公室、第一教室、第二教室、示教室、会议室等之用，地位宽畅，足资应用。

九月份招考新生，所有录取之试读生，其中约有二十人可以继续肄业，从此学生人数，渐臻于合宜之标准。

唯以此院内公共卫生部之扩展，并防痨事宜之积极推进，同时因添聘外科医师四位，以外科工作之增加，需要护士工作亦更多，故本校毕业生人数仍感不敷。

　　本校高年级生一名在三月间发现轻微肺结核并咳血，当即遵嘱卧床修养，现已恢复，每日工作数小时。该生对于院方之免费治疗，并美国朋友之赠予药品，使疾病神速痊愈，甚为感谢！

　　目前国内虽然战祸连绵，本校仍能在平安中举行圣诞庆祝会尤为欣幸。本校教职员并为参加公共卫生部主日学之六十余儿童缝制玩具，医院职工子女八十余人参加医院主日学，每人得到美国朋友所送之礼物皆甚快乐。

　　圣诞周每日皆有晚会，全体职员皆参加圣诞崇拜礼拜，庄严隆重，同时有主日学儿童节目（表演），唱诗班唱特别诗歌。

　　本院承美国白十字会捐赠供品，使院内贮藏室得以充实应用，受惠匪浅，至深感谢！

　　本年度并受到美国援华会之援助，得以购置校内一部分必需之仪器。美国麻省拔次斐第一浸礼教会捐赠幻灯照射器以及有色医学玻片，对于解剖学及内科护理之教学上大有帮助。籍着新的物资之援助，使本校毕业生至全国各地工作得到好评，除追念协助功绩之外，仍当继续努力求进。

　　本校于每星期四晚间规定为护士交谊讨论会，凡重要性及较有兴趣之各问题，皆为提出，共同讨论以改进之，各护士在工作中，皆觉自己系是大家庭中之一员，而非机械中之轮齿一个也。

　　各毕业生中曾在外埠服务，惟时常来校拜访，见母校喜形于色，询诸工作，亦皆有优良之表现云尔。

　　报告者：韩碧玲

1948 年布道与福利事工部报告

一、宗教事工

　　每主日早晨灵修礼拜，由同仁轮流主领，尤以晚祷会为重，周间举行祷告会，并随时举行特种宗教性之集会，到会者近一百左右，此外尚有六十九个员工子弟，参加主日学班。参加圣经班者，护士中凡七十人，其中立志受浸者，计八人，每日访问病房病人凡六百八十余次，信道者约计三十人。

二、团契事工

已有二年历史之华美基督教团契，为同人五十五人所组成，今年曾举行大小团契交谊会十八次，郊外旅行二次。图书馆每日开放，唱诗班每星期练习一次，并参加崇拜节目。契友热烈庆祝圣诞，并汇集捐钱款一千元，购物品分赠各孤儿院以及难童所等。

三、福利事工

本院福利事工及社会服务工作，有防痨工作部分，其详细统计可在防痨部统计中见之，公共卫生亦另有其详细统计之报告，以上皆为免费。又卫生所每日上午有免费门诊治疗，并于每星期一、四上午专为妇孺患梅毒者治疗，一切针药等费，皆为免费。至于住院病人之请求免费者，得先经本部详细查询其经济情形后，酌量减免。本年度住院病人受减免者共 293人，门诊共 3497 人，共计国币 101320300000 元。

又金元 1355500 元。

宁波华美医院治疗工作年报表（1948 年）

门诊人数	特别号	初诊	4711	住院病人数	内科	834
		复诊	1458		外科	807
	普通号	初诊	17250		眼耳鼻喉科	71
		复诊	14655		产科	123
	共计		38074		妇科	229
特别号及普通号之病案数	内科	初诊	13249		共计	2064
		复诊	9615	X光部	拍肺及其他	1614
	外科	初诊	5356		透视	照肺	6096
		复诊	4582			其他	126
	眼耳鼻喉	初诊	2472		治疗	深治疗	17
		复诊	1500			浅治疗	94
	妇科	初诊	2109	防痨部	透视	9820
		复诊	1208		拍小型片子	3666

特别号及普通号之病案数	产前检查	初诊	133	防痨部	结核菌素试验	2213
		复诊	89		人工气胸	3144
	共计	初诊	23319	手术数量	局部麻醉	524
		复诊	16994		脊髓麻醉	98
出诊	次数	89			全身麻醉	403
附记	卫生所诊病报告零（另）列				共计	1025
					大手术	307
					小手术	718
					共计	1025

化验室工作报告表

名称	数量
一般普通病理检查	24386
细菌检查	1295
生物化学检查	1428
血清学检查	13212
病理组织检验	204
新陈代谢检查	9
电心检查	44
合计	40578

梅毒伐色曼氏反应检查报告表

部分		门诊部	住院
受检查总人数		2745	2022
检查反应	阴性	1924	1788
	弱阳性	37	21
	阳性	784	213
附注	1. 门诊病人之检查，由医师诊治时需要检查行之。2. 住院病人之检查，为本院之常规，凡入院病人必须检查，故其患病之比例较为合理而正确。		

公共卫生工作报表（1948 年）

名称	类别	次数	人数	名称	类别	次数	人数
治疗工作	烂头	348		学校卫生工作	学校数	9	
	沙眼	1856			学生人数		2406
	疥疮	361			体格检查	15	1495
	疟疾	409			沙眼检查	29	4685
	烂脚	916			沙眼矫治	23869	804
	其他外科	6827			体重测量	13	1081
	急性结合膜炎	956			晨间检查	11	1709
	梅毒	5577			诊病		568
治疗工作	淋病	36		学校卫生工作	新病人		410
	耳疾	315			转症		32
	内科	570		预防工作	霍乱预防注射	63	9416
	X 光治疗癞头	94			伤寒预防注射	11	742
	总计	18065			白喉预防注射	3	57
卫生教育	候诊教育	262			牛痘接种	14	1049
	个别谈话	4857			结核菌素试验	24	2213
	卫生队训练	56		保健工作	产后访视	13	13
	儿童会	96			初生儿护理	11	12
	母亲会	10			疾病访视	56	36
	班次谈话	21			梅毒访视	126	147
	授课	262			肺痨访视	115	196
	公开演讲	26			儿童健康比赛	1	189
	监狱卫生演讲	2		附录	主日学	46	
					家庭环境卫生视察	2	13 户
					书信访问	48	
					接治事项	47	

防痨工作团体肺部健康检查报告表（1948年5月份至12月份）

类别	团体数	人数
小学校	10	2134
中学校	15	5652
其他团体	6	491
总计	31	8277

肺部检查结果统计表

病名	人数	百分数
患轻微中度及重性肺结核	178	2.18%
患原发性肺结核	111	1.36%
其他胸膜炎	5	0.06%
无临床明显微状之肺结核	520	6.36%
其他肺部变化	91	1.12%
肺部无变化	7266	88.92%
总计	8171	100%
附注：内有106人因小片不明未经列入表内。		

门诊肺部检查结果报告（1948年）

患病名称	人数	百分数
患轻微中度及重性肺结核	1125	23.78%
患原发性肺结核	189	3.69%
患其他及胸膜炎等结核	138	2.65%
无临床明显微状之结核	472	9.17%
其他肺部变化者	306	5.94%
肺部无变化者	282	54.77%
总计	5151	100%
注：尚有58人复透视未经列入。		

捐款报告（即三十七年度捐款征信录）

捐款台衔	金额			收到月份
	法币	金圆	合计金圆	
差会特别救济费	211200000.00	6592.50	6662.90	7 月至 12 月
浙沪浸礼议会救济费	102694000.00		34.22	2 月至 5 月
浙沪浸礼议会捐款	5000000.00		1.67	3 月
浙沪浸礼议会补助护校经费	45988000.00	700.67	716.00	3 月至 12 月
国际救济会	504000000.00	60.00	228.00	5 月、7 月、9 月
教会医事委员会补助护校		800.00	800.00	10 月
宁波防痨协会	198000000.00		66.00	8 月
丁福成先生	213500000.00		71.17	4 月至 7 月
郝培德先生	2000000.00		0.67	3 月
其他捐款	60000000.00	495.00	515.00	8 月至 12 月
总计	134238200.00	8648.17	9095.63	
附注	1. 国际救济会补助改建四楼（Project No.194A）国币 25280000000 元。 2. 郝培德先生捐款美金 600 元，此款在美国浸礼会保存，本院尚未转账，因美国账单未到故耳。			

补助本院药品器材报告（1948 年度）

机关名称	品名	数量	机关名称	品名	数量
美国浸礼会	白十字会供品	59 箱	善后救济总署及善后物资处理会	Releket 200 M. A. X 光机 and Westinghouse Mass Chest Survey Link-up	1 具
	十字军捐救护车	1 辆		Deep therapy X 光机	1 具
	Provimalt	70 箱		Contact therapy X 光机	1 具
卫生部防痨设计会	X 光软片及药品	10 箱		外科器械	1 组
	统计卡纸	3 箱		暗室设备	1 组
	缝衣机	1 具		缝衣机	1 具

续表

机关名称	品名	数量	机关名称	品名	数量
国际救济会	帐子布	4件	善后救济总署及善后物资处理会	铁管接头	4箱
	白纸	1件		变压器	3具
	医药供品	28件		DDT 粉	40听
援华会	氧	1筒		供品药品	48箱
	药品	4箱			
	营养食品	5箱			
	猪油	7箱			

华美医院三十七年度经费收支报告表

收入之部		支出之部	
项目	金额	项目	金额
上年流存	30.75	医药部	117954.66
住院病人	315619.58	工作部	176151.74
门诊病人	96388.00	管理部	21396.25
什项	11616.99	修理添置部	49821.84
差会津贴	5067.61	病人恩施款	13892.96
捐款	9095.63	卫生公益部	6486.31
利息	4140.96	什费	6071.25
特别款	3942.87	贴别款	130.76
病人预存款	254044.20	米	99779.23
总计	699946.59	退还病人预存款	178600.94
		结存现款	29660.65
		总计	699946.59

【校记】

〔一〕"惭"，据文义校作"渐"。

【说明】此文献现藏于宁波市档案馆，编号：306-1-34。

Telegraphic Address:	宁波华美医院
Hwameihos–Ningpo	Hwa Mei Hospital
	Ningpo, China

1948 Annual Report

International Relief Committee Form for Statistical Report

Plus pages:

4–A: Report of Nursing Department

4–B: Report of Evangelistic & Social Service

5–B: Material Contributions

This has been sent to:

Dr. E. A. Fridell, New York

Mr. Forrest Smith, New York

Mr. Dana Albaugh, New York

Dr. L. C. Hylbert, Claremont, California

Dr. R. E. Stannard, Claremont, California

Mrs. Olds, 27, West Congress St., Cony, Pa.

Associated Mission Treasurer, Shanghai

American Advisory Committee in (Dr. Nancy) Shanghai

Other members of the board received copy of report as sent to International Relief Committee

Statement of Receipts for the Year January 1–December 31, 1948

In–patients		
Rent	GY$36,895.55	
Attendants Rent	7,038.83	

Patients Board	35,912.87	
Attendants Board	7,038.66	
Medicine	42,958.20	
Injections	83,768.77	
Laboratory Fees	18,114.30	
Operations	75,809.31	
X–ray	8,048.09	
Miscellaneous	35.00	
		GY$315,619.58
Out–patients		
Medicine	52,183.63	
Injections	12,490.08	
Laboratory Fees	3,920.90	
Operations	6,101.99	
X–ray	10,256.45	
O. P. Registrations	3,367.09	
O. P. Specials	8,067.86	
		96,388.00
Sundry Receipts		
Out–calls	1,495.45	
Light	484.08	
Sundry Items	8,481.65	
Automobile	1,155.81	
		11,616.99
Treasurer's Receipts		
Appropriation	5,067.61	
Local Contributions	7,799.06	
Foreign Contributions	1,296.57	
Interest	4,140.96	

Special Fund	3,924.87	
		22,247.07
		445,871.64
Deposits		254,044.20
Total		699,915.84
Balance from last year		30.75 =CNC92,262,494.94
Grand Total		699,946.59 （印）邬兴耀（印）陶德生

Statement of Expenditures for Year January 1–December 31, 1948

Medical Services		
Salaries & Board	GY$48,959.78	
Medicines & Supplies	68,742.21	
X–ray Supplies	149.93	
Miscellaneous	102.74	
		GY$117,954.66
Operating Expenses		
Wages & Board	11,581.62	
Supplies	11,409.30	
Fuel, heat & engine	14,745.01	
Light	17,347.39	
Laundry	5,613.62	
Main Kitchen	94,195.79	
Diet Kitchen	4,925.29	
Miscellaneous	1,564.11	
Automobile	14,769.61	
		176,151.74
Administration		
Salaries & Board	5,824.30	

续表

Travel	1,534.97	
Printing & Stationery	7,845.98	
Postage, Telephone & Telegrams	738.58	
Miscellaneous	4,511.66	
Sundry	940.76	
		21,396.25
Maintenance & Improvements		
Wages & Board	3,314.20	
Repairs	45,109.80	
Furniture & Fixtures	558.56	
Apparatus & Instruments	394.52	
Improvements	444.76	
		49,821.84
Welfare		
Salaries & Board	5,936.29	
Miscellaneous	550.02	
		6,486.31
Sundry Expenditures		
Charity	13,892.96	
Gifts	240.15	
Duty	5,831.10	
Miscellaneous	99,779.23	
Special Fund	130.76	
		119,874.20
		491,685.00
Refunds		178,600.94
Total		670,285.94
Balance Forward		29,660.65
Grand Total		699,946.59（印） 邬兴耀（印）陶德生

Telegraphic Address:

Hwameihos–Ningpo

宁波华美医院

Hwa Mei Hospital

Ningpo, China

Statistical Report for 1948

January 18, 1949

Members of Hospital Board

Name	Profession
Dr. T. C. Bau	Secretary, Chekiang–Shanghai Baptist Convention
Dr. L. C. Hylbert	American Baptist Foreign Mission Society, Shanghai, resigned July 1948
Mr. Robert Ting	Scientific Instrument Company, Shanghai
Dr. R. E. Stannard	American Baptist Foreign Mission Society, Shaohsing, in USA from June 1948
Dr. L. K. Pan	The Christian Hospital, Shaohsing, Chekiang
Miss Esther Y. Sing	Principal, Riverside Girls' Academy, Ningpo
Pastor Wu Ts Sing	Ningpo District, Baptist Convention
Mr. Chang Ih Ching	Merchant, Ningpo
Dr. Wu Nu Tsen	Private Practice, Ningpo
Dr. Yen Chiu	Superintendent, S–Ming Hospital, Shanghai
Dr. Elleroy M. Smith	Presbyterian Missionary, Ningpo
Rt. Rev. Bishop John Curtis D. D.	Church Missionary Society, Hangchow

Staff

Name & Qualifications of Superintendent of Hospital	L. C. Ting, M. B., Cheeloo
Name & Qualifications of Business Manager	Cheng Tsung Ho, graduate of Chetung Academy

Total Number of Doctors	Graduate Nurses	Nursing Students	Technicians	Business Staff	Other Employees
16	22	72	8	6	59

Doctors Name	Sex	Chinese/Foreign	Where Graduated	Year	Degrees	Speciality	Medical Practice Certificate No.
Harold Thomas	Male	American	Harvard	1915	M. D.	Surgery & Radiology	#63
L. C. Ting	Male	Chinese	Cheeloo	1920	M. B.	Medicine	#338
Yu Ming Hsia	Male	Chinese	Kyu Chu, Japan	1925	M. B.	Medicine	#337
Y. F. Ma	Male	Chinese	Hwa Mei Training School	1920		Surgery	#35
Y. L. Liu	Male	Chinese	Hwa Mei Training School	1921		Medicine	#36
Ida Djung	Female	Chinese	Shanghai Woman's	1939	M. D.	Gynecology and Obstetrics	
S. Y. Tsao	Female	Chinese	Cheeloo	1939	M. D.	Surgery & Radiology	#1445
P. I. Yu	Female	Chinese	Tung Nan	1944		Obstetrics	
I. K. Chi *	Male	Chinese	St. John's, Shanghai	1947	M. D.	Surgery	
Henry K. F. Tyau	Male	Chinese	St. John's, Shanghai	1939	M. D.	Eye, Ear, Nose & Throat	
P. C. Ling	Male	Chinese	St. John's, Shanghai	1940	M. D.	Surgery	
Ethel Yen (Nyid)	Female	Chinese	United Nations Relief and Rehabilitation Administration Training	1947		Public Health	
M. S. Maa ø	Male	Chinese	Shanghai Medicine	1943	M. D.	Surgery	#1444
C. S. Hsu ø	Male	Chinese	Tung Nan	1948		Surgery	
H. C. Chow ø	Male	Chinese	Shanghai Medicine	1948	M. D.	Surgery	
C. Lin ** ø	Male	Chinese	Kiangsu Medicine	1948		Surgery	

* Resigned July 1948

ø From July

** Resigned December 31, 1948

Other Staff Members

Name		Training School or Hospital	Length of Training	Previous Experience
Superintendent of Nurses	Miss Florence Chu*	Hwa Mei	3 years	13 years
Acting	Miss Harris	USA	4 years	20 years plus
Dean, School of Nurses	Miss A. Wong*	Hwa Mei	3 years	6 years
	Miss Celia Nyi	Hwa Mei	3 years	7 years
Pharmacist	Mr. T. H. Lee	Hwa Mei	4 years	8 years
Technicians				
Clinical Laboratory	K. F. Hsu	Hwa Mei	4 years	6 years
	S. T. Chen	Hwa Mei	4 years	4 years
	Miss K. H. Ting	Hwa Mei	4 years	4 years
	Miss L. W. Yih	Hwa Mei	3 years	
X-ray	Mr. Y. C. Yuoh	Hwa Mei	4 years	21 years
	C. V. Ting	Hwa Mei	3 years	
Mechanic	L. M. Ting	Institute for Hospital Technology	1 years	
Other, Student Technician	Y. K. Kong	Clinical Laboratory		
	H. C. Dong	X-ray Department		

* Resigned July 1948

A. Hospital Departments

Standard & Scale of Hospital Work

Departments	Number of Wards	Number of Beds	Total Numbers of Beds
Medicine			
Surgery	5 wards	94	
Gynecology and Obstetrics	42 rooms	42	136
Eye, Ear, Nose & Throat			

Public Health & Mass Chest Survey, Free Service to

Community and Schools Nursing School

X−ray

	Number of	Number of Beds	Total Beds	Hospital Ward Fees Per Day, December 1948
Public Wards	5	94		4 shing rice in wards
Semi−private	None			1 teo to 2 teo in rooms
Private	42	42	136	

Departments	A Few Statistical Details
Medicine	834 in−patients: Surgery 807 in−patients, Obstetrics & Gynecology 352 in−patients
Eye, Ear, Nose & Throat	71 in−patients: Pediatrics in Medicine, Tuberculosis in Medicine
Public Health	Daily clinic, and 9 schools with 2,405 students
Programme of Preventive Medicine	Inoculations and follow−up in anti−tuberculosis and syphilis free clinic, school health
Nursing School	72 students, 55 in 1947
Anti−tuberculosis & Mass Chest Survey	Began May 1948, examined 25 schools and 7 other institutions, total 13,486 persons
X−ray Deep Therapy	Started May 1948
Public Health in schools, orphanages, minor treatments, epilation program, syphilis free clinic, trachoma free clinic	

B. Hospital Work

In−patients	2,064	Out−patients	86,344	
Total in−patient days	32,703	Total out−patient visits 1948		% Free
Total charity patients	293 persons, part charity GY$13,892.96	Hospital clinic	36,074	20%
		TB pneumothorax	3,144	20%
		Mass Chest Survey, Anti−TB	13,486	90%
		* Public Health clinic	18,065	90%

续表

		Inoculations & Vaccinations	13,477	100%
		Out-calls	98	100%

* Details can be supplied, if wanted.

Charges in Hospital Clinic

Out-patients Fees	1st visit	GY$1.00
	Return visit	0.50
Special Registration		10.00
Special Registration Return		5.00

1948 Number of	
Obstetric Cases	123
Laboratory Tests	40,578
X-ray Examinations**	
Fluoroscopic	7,222
Radiography	1,614
Operations	1,216
In-patient	1,025
Out-patient	191
Anesthesia	
General	408
Spinal	98
Local	680
No Anesthesia	30
	1,216
X-ray Therapy	Treatments 111

** Not including Mass Chest Survey 13,486

East Chekiang, extending from Tsao Ngoh River to the coast north, and east. Chusan Islands. To Linghai on the south, inland to include cities like Sinchang and Chengyueh. In this area are a number of hospitals:

Area Served by Hospital	Names of Other Hospitals in Area
Yuyao	McCartee Hospital (American Presbyterian) & Yang Ming (recently established)
Tzkyi	Pao Li Hospital (private)
Ningpo	Chuen Sing (government) and Tien Seng (private)
Chikow	Wuling School Hospital (private)
Singkomen	Public Hospital (non−government)
Tinghai	Public Hospital (non−government)

And several private hospitals in the cities of Chinhai, Tinghai, Linghai, Hsiangshan, etc. We understand that most of these aim at being 20 to 50 bed hospitals. No further details available.

I. Brief outline of hospital programme for the year 1949. Besides carrying on with work already in hand, we plan:

1. To increase bed capacity. We expect to finish a dormitory and Out-patient Department Building to take present occupants of main hospital space.

2. Reconstruction of kitchen, classrooms & dining room for School of Nursing, freeing more main hospital space.

3. Staff dormitory, and residences. x*x

China Relief Mission funds received have completed project 194−A. Additional sums we expect, will finish project 194−B.

II. Special needs for 1949, to realize 1949 programme.

1. Special Fund for running public services, such as mass chest survey.

ø And public health clinic, school health work, and syphilis free clinic.

2. Continuous supplies of medicines, penicillin, other for anesthesia,

sulfa drugs, glucose powder, X–ray films and supplies for mass chest survey, etc., etc.

The Baptist White Cross boxes bring bandages, sheets and other expandable supplies, as long as they are permitted entry.

3. Large charity funds for in–patients.

4. Sufficient funds to meet the running expenses of the School of Nursing.

All expenses of the School of Nursing are not by the hospital. With larger classes entering, the cost increases, standards are held high, but even so, more candidates appear each year. Our expansion project takes care of expansion in the School of Nursing. About 80 bags of rices are required each month to run the school.

x*x With increased volume of work, the staff has had to be increased from 12 to 16 doctors.

ø Two programme: (a) anti–tuberculosis campaign, and (b) public health clinic, together will cost about 40 bags of rice each month, besides medical supplies, films & received from World Health Organization and International Relief Committee.

Signature: L. C. Ting, Superintendent of Hospital

Date: January 17, 1949

Attached:

(a) Report of the School of Nursing

(b) Report of the Evangelistic & Social Service Department

(c) Financial Report for 1948

Hwa Mei 1948 Report

Report of the Department of Nursing Education

for the Year Ending December 31, 1948

Looking back, we can say that the year 1948 was one of progress for the Department of Nursing. The first week of the year, seven students sat for their National Examinations. During the war the number of students entering the School of Nursing dwindled because of lack of preliminary education facilities. But in March 1948 we capped 18 new students at a very impressive ceremony in the chapel.

On May 12th we presented diplomas to the seven who had successfully passed their examinations in January. Of the seven, five remained on our staff to take the places of those who had left during previous months.

Because our School of Nursing was considered one of the top rank by the government, an award of four million dollars CNC was made by the Generalissimo which had added to the value of our library.

In July, seven student nurses were baptized in the West Gate church, leaving eleven non-Christian students in the school.

In the middle of the summer the principal of the School of Nursing, and the superintendent of nurses, both resigned, but we were fortunate in being able to regain the services of a former principal, who had married and left Ningpo but returned with her husband, who is now a doctor on our staff.

In September we started classes in brand-new classrooms. The fourth floor of the West Wing, which had just been added, was turned over to the school, giving us a lovely large lecture room in the north-west corner, a much needed well-proportioned demonstration room in the south-west corner, with adequate office and counselling space between.

A large new class of students entered in September, and probably 20 of these will remain for their full course, thus bringing our number of students up to its proper level.

But with the expansion of the Public Health Nursing Department to take in extended anti-tuberculosis work, and with the coming of four new surgeons to handle the increased volume of work in that department, we have found it difficult to get enough graduate nurses to cope with the situation.

Our senior student, who was put to bed following a slight pulmonary hemorrhage in March, is now back on duty for a few hours each day, and is very grateful to the school and hospital for the care so freely given and for the support of American friends who through their gifts made possible such a quick recovery.

Although, perhaps in spite of the fact that, the country was still in the throes of civil war, a very lovely and enjoyable Christmas celebration was carried on. The staff nurses began a couple of months before Christmas to make toys for the 60 or more children in our neighbourhood who attend the Sunday School at the public health centre. The children (about 80) of our staff, who attend Sunday School in the hospital chapel, were each made happy with gifts from American friends. Christmas week was booked full with parties for everyone. On Sunday night following Christmas a very lovely Christmas service was held in the chapel, when the Sunday School children took the first half hour to present a Christmas play in which carols were sung and scripture portions recited. Following that, the choir (staff nurses and technicians) rendered the Hallelujah Chorus from The Messiah.

The receipt of many White Cross gifts from America has been very gratifying, and now our supply room shelves are no longer empty.

During the year we received several gifts through International Relief Committee, which enabled us to buy needed equipment for the school. The First Baptist Church of Pittsfield, Massachusetts presented us with a projector and a number of medichrome slides which have been of great value in the teaching of courses in anatomy and medical nursing. So we hope with the use of these new visual aids the School of Nursing will continue to improve and retain its high reputation gained by the work of its graduates throughout China.

An interesting staff educational programme was carried on during the year when every Thursday night the graduate nurses gathered in their social room where topics of interest and importance were discussed, and the feeling of being members of one big family, rather than a cog in a machine, was expressed by several who had been working in other hospitals but who had come back to rejoin our staff.

A number of our alumnae came to visit us during the year and we had good reports from others who are serving in other parts of the country.

Signed: Willie P. Harris, R. N., Acting Superintendent of Nurses

Report of Evangelistic & Social Service Department

1. Religious Work. Every Sunday morning the worship is led by staff members in rotation, and every Sunday evening a regular church service is held. Wednesday evenings a similar hour of worship is often illuminated by an address by some visiting evangelist, or other invited speaker, bringing further religious inspiration. Practically all the hospital workers attend the evening meetings. The Sunday School is regularly attended by 69 children of staff members. The Bible classes are held each week for students in the School of Nursing, this year, eight students decided to become Christians. There is daily ward visiting, and about thirty patients have accepted Christ.

2. Fellowship activities among the hospital workers, established about two years ago, include all the staff members. Some eighteen social gatherings have been held, evangelistic visits to outlying churches have been made. A

special reading room for the staff is well used, with magazines, newspapers and books, both English and Chinese, available. The library now has several hundred books in all lines of interest. The fellowship choir holds regular practices, and is often in demand for meetings in other places. This year we had a specially happy Christmas, though the situation was gloomy in other parts of China. We collected over a thousand dollars to brighten Christmas in the orphanages of the city, in refugee camps, and in the jail. Besides a service, and entertainment, held in the jail, with songs and stories and goodies a big pig was given the prisoners, to make their Christmas fare notable. The afternoon ward worship is carried on regularly by groups of members.

3. Social service is carried on steadily, such as follow-up of in-patient cases, and out-patient anti-tuberculosis work. The Public Health Department holds free clinics for trachoma, syphilis, malaria, tinea of the head, minor surgery, and skin lesions. The school health work grows every year, two orphanages and one school for deaf-mutes are regularly visited by the Public Health Nurses. A detailed statement of the cost of these clinics does not appear on the annual balance sheet, which shows merely "in-patients on charity funds", of whom ware were 293, and the hospital regular Out-patient Department, which treated 3,497 charity cases. The total amount expended for charity including these two items was CNC$1,013,203,000.00 from January 1 to August 20, and from August 21 to December 31, GY$13,555.00. In anti-tuberculosis work, mass chest survey has been done in 25 schools (high schools and primary) and ten other organizations. This is free service. If a case shows lesions, follow-up is at once started, and the patient urged to come for regular treatment at the TB Clinic. Investigation of incoming cases of all sorts fills increasingly many hours. There is Sunday School teaching for children from refugee camps every week.

Signed: Samuel S. P. Wu, Faith Tong, Evangelists

Hwa Mei 1948 Report

Financial Report

Statement of Receipts & Expenditures to December 31, 1948

Receipts		
Item I. In-patients		
In-patients' Rent	GY$36,895.55	
Attendants' Rent	7,038.83	
In-patients' Board	35,912.87	
Attendants' Board	7,038.66	
Medicine	42,958.20	
Injections	83,768.77	
Laboratory Fees	18,114.30	
Operations	76,809.31	
X-ray	8,048.09	
Miscellaneous	35.00	
		GY$315,619.58
Item II. Out-patients		
Out-patients, Medicine	52,183.63	
Injections	12,490.08	
Laboratory Fees	3,920.90	
Operations	6,101.99	
X-ray	10,256.45	
Out-patients Registrations	3,367.09	
Out-patients Special Registrations	8,067.86	
		96,388.00
Item III. Sundry Receipts		
Out-calls	1,495.45	
Light	484.08	
Sundry Items	8,481.65	

续表

Automobile	1,155.81	
		11,616.99
Item IV. Treasurer's Receipts		
Appropriation	5,067.61	
Contributions *	9,095.63	
Interest	4,140.96	
Special Fund **	3,924.87	
		22,247.07
		445,871.64
Balance from 1947		30.75
Deposits		254,044.20
		GY$699,946.59

Note:

January to August receipts in CNC converted to GY$ @3,000,000 to 1.

* Details of contributions on pp. 5-A and 5-B.

** Special Funds for Building (International Relief Committee-China Relief Mission)
not included.

Hwa Mei 1948 Report

1948 Contributions

Received January-August 20 in CNC Exchanged to GY$ @3,000,000 to 1

	GY$
American Baptist Foreign Mission Society, Special Grant for Indigent Christians "Special Relief Fund" US$250.00, Used August to December.	6,592.50
Convention Relief Fund, February-May CNC102,694,000.00.	34.22
Baptist Convention Reserve Fund CNC5,000,000.00, General A/C March.	1.67
Convention Women's Reserve Fund for Nurse Training School CNC45,988,000.00, March-December & GY$700.67	716.00
American Baptist Foreign Mission Society, Charity Fund for Indigent Christians, July CNC211,200,000.00.	70.40

	GY$
International Relief Committee—China Relief Mission, May, July, September, CNC504,000,000.00 & GY60.00.	168.00
	60.00
Council on Christian Medical Work for Nurse Training School, October.	800.00
Local Anti-tuberculosis Association, August 190,000,000.00, Rice 33 bags.	66.00
Mr. F. C. Ting, April, May, June, July, CNC213,500,000.00.	71.17
Dr. L. C. Hylbert, March CNC2,000,000.00.	0.67
Other Contribution August—December 60,000,000.00 (GY20.00) and GY495.00.	515.00
Total Contributions	GY$9,095.63

Note:

China Relief Mission Grant of GY$25,280,000,000.00 to Special Fund in New York (US$7,010.93).

Contribution of US$600.00 through Dr. Hylbert, held in New York. Statement from home office not yet received.

An ambulance bought in the Autumn, and protein powders, paid for in the New York office are not included in this financial statement, as home office statement has not yet reached us.

Miscellaneous ordered for supplies, instruments, books and magazines, paid in New York, not included as statement has not come.

For material contributions, see page 5–B.

1948 Material Contributions

From American Baptist Foreign Mission Society
59 Cases White Cross Supplies, Sheets, Bandages, etc., etc.
70 Cases Provimalt
Crusade Fund

续表

Ford Station Wagon
39 Catch Beds
Through International Relief Committee for China
4 Packages Cotton Mosquito Metting
1 Case White Paper
28 Cases Medicines and Supplies
From Ministry of Health Anti–tuberculosis Planning Committee
10 Cases X–ray Films and Drugs
3 Cases Record Cards
1 Sewing Machine
Through American Advisory Committee
1 Tank Oxygen
4 Cases Drugs
7 Cases Lard
5 Cases Protein Food
From United Nations Relief and Rehabilitation Administration, China National Relief and Rehabilitation Administration
X–ray Apparatus and Supplies
1 Set 200 M. A. Machine & Westinghouse Link–up for Mass Chest Survey
1 Set Deep Therapy Machine
1 Set Contact Therapy Machine
3 High Tension Transformers
1 Set Darkroom Supplies
4 Cases Iron Piping Union
40 Packages DDT
48 Cases Medicines and Supplies
It is with deepest gratitude we record these gifts, which have been of incalculable benefit to the people among whom we work.

【说明】此文献现藏于宁波市档案馆，编号：306-1-34。

华美医院董事会常务委员会
会议记录（1949.2.26）

常务董事会议记录

日期：卅八年二月廿六日下午二时。

会场：本院图书室。

出席：沈贻芗、施乃德、吴元璋（章），鲍哲庆代表汤默思。

列席：丁院长、何承忠。

仪式：主席沈贻芗祈祷。

讨论事项：

1. 建筑工程。决于三月一日动工并函请经合署，即将不敷之款拨下。

2. 如建筑款不敷，则授权院长筹措借债。

3. 聘查账员案。请福康医院查账员王先生。

4. 续聘吴涵秋医师为本会特约董事。

主席：沈贻芗（印）沈贻芗印

代理书记：何承忠

【说明】此文献现藏于宁波市档案馆，编号：旧 30-1-50。

Meeting of February 26, 1949

In the library.

Present: Miss Esther Y. Sing; Dr. Smith; Dr. Y. J. Wu; Dr. Thomas, acting for Dr. Bau; Pastor Wu Ts Sing; Dr. L. C. Ting, ex officio.

By invitation: Mr. Cheng Tsung Ho.

The meeting opened with prayer by Miss Sing.

After discussion of building plans, it was:

1. Voted: That building operations be started on March 1st, and that Economic Cooperation Administration be requested to meet the deficit left by the last grant.

2. Voted: That the superintendent be authorized to take such steps as may be necessary to secure what further funds are required, that is, to borrow if Economic Cooperation Administration funds are not available.

3. Voted: That Mr. Wong, who audited the accounts of Shaohsing Hospital be asked to audit Hwa Mei Hospital's books for 1948.

4.Voted: That Dr. Wu Yu Jiu be co-opted as a member of the Hospital Board, to serve to 1952.

Adjourned.

【说明】此文献现藏于宁波市档案馆，编号：306-1-38。